Dr F. SAPPEY

Interne

des Hôpitaux de Montpellier

Les

Thérapeutiques

Rachidiennes

Du Tabes

L'Électro-Mercurol

Considérations sur son Mode d'Action

LES

THÉRAPEUTIQUES RACHIDIENNES
DU TABES

L'ÉLECTRO-MERCUROL
CONSIDÉRATIONS SUR SON MODE D'ACTION

LES
THÉRAPEUTIQUES RACHIDIENNES
DU TABES

L'ÉLECTRO-MERCUROL

CONSIDÉRATIONS SUR SON MODE D'ACTION

PAR

Ferdinand SAPPEY

DOCTEUR EN MÉDECINE

Médaille des Épidémies (1903)
Externe des Hôpitaux de Montpellier (Concours 1906)
Interne des Hôpitaux de Montpellier (Concours 1907)

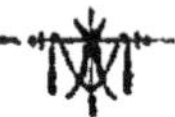

MONTPELLIER
IMPRIMERIE FIRMIN, MONTANE ET SICARDI
Rue Ferdinand-Fabre et Quai du Verdanson
—
1910

PERSONNEL DE LA FACULTÉ
Administration

MM. MAIRET (✻). . . . . DOYEN
SARDA. . . . . ASSESSEUR
IZARD. . . . . SECRÉTAIRE

Professeurs

Clinique médicale . . . . MM. GRASSET (✻)
Chargé de l'enseign^t de pathol. et thérap. génér

Clinique chirurgicale . . . . TÉDENAT (✻).
Thérapeutique et matière médicale. . . . HAMELIN (✻)
Clinique médicale. . . . . CARRIEU.
Clinique des maladies mentales et nerv. MAIRET (✻)
Physique médicale . . . . IMBERT.
Botanique et hist. nat. méd. . . . . GRANEL.
Clinique chirurgicale . . . . FORGUE (✻)
Clinique ophtalmologique. . . . . TRUC (✻).
Chimie médicale. . . . . VILLE.
Physiologie . . . . HEDON.
Histologie . . . . VIALLETON.
Pathologie interne. . . . . DUCAMP.
Anatomie. . . . . GILIS (✻).
Clinique chirurgicale infantile et orthop. ESTOR.
Microbiologie . . . . RODET.
Médecine légale et toxicologie . . . . . . SARDA.
Clinique des maladies des enfants . . . . BAUMEL.
Anatomie pathologique. . . . . BOSC.
Hygiène. . . . . BERTIN-SANS (H.)
Pathologie et thérapeutique générales . . RAUZIER.
Chargé de l'enseignement de la clinique médicale.

Clinique obstétricale. . . . . VALLOIS.

Professeurs adjoints: MM. DE ROUVILLE, PUECH, MOURET
Doyen honoraire: M. VIALLETON
Professeurs honoraires: MM. E. BERTIN-SANS (✻), GRYNFELTT
M. H. GOT, *Secrétaire honoraire*

Chargés de Cours complémentaires

Clinique ann. des mal. syphil. et cutanées MM. VEDEL, agrégé.
Clinique annexe des mal. des vieillards. . VIRES, agrégé.
Pathologie externe . . . . LAPEYRE, agr. lib.
Clinique gynécologique. . . . . DE ROUVILLE, prof. adj.
Accouchements. . . . . PUECH, Prof. adj.
Clinique des maladies des voies urinaires JEANBRAU, agr.
Clinique d'oto-rhino-laryngologie . . . . MOURET, Prof. adj.
Médecine opératoire. . . . . SOUBEYRAN, agrégé.

Agrégés en exercice

MM. GALAVIELLE	MM. SOUBEYRAN	MM. LEENHARDT
VIRES	GUERIN	GAUSSEL
VEDEL	GAGNIERE	RICHE
JEANBRAU	GRYNFELTT ED.	CABANNES
POUJOL	LAGRIFFOUL.	DERRIEN

Examinateurs de la Thèse

MM. CARRIEU, *président.*	PUECH, *professeur-adjoint.*
RAUZIER, *professeur.*	VIRES, *agrégé.*

A MA FEMME

A MON PETIT FRANÇOIS

A MON PÈRE ET A MA MÈRE

A TOUS CEUX QUE J'AIME

F. SAPPEY.

A mon Maître

MONSIEUR LE PROFESSEUR CARRIEU

Président de Thèse

A mes Maîtres

Monsieur le Professeur RAUZIER.
Monsieur le Professeur adjoint PUECH.
Monsieur le Professeur agrégé VIRES.

Juges de Thèse

A Monsieur le Professeur agrégé LEENHARDT

A mes Maîtres de Conférence d'internat

Monsieur le Professeur agrégé JEANBRAU.
Monsieur le Professeur agrégé GAUSSEL.
Monsieur le Professeur agrégé RICHE.
Monsieur le chef de Clinique ROGER.

F. SAPPEY.

A MES MAITRES DANS LES HOPITAUX

1903   Monsieur le Médecin principal GOUELL
         (Hôpital militaire d'Avignon).

Externat :

1907   Monsieur le Professeur ESTOR.
 —   Monsieur le Professeur adjoint DE ROUVILLE.

Internat :

1908   Monsieur le Professeur FORGUE.
1909   Monsieur le Médecin-principal VEDEL.
 —   Monsieur le Médecin-major PAPON.
 —   Monsieur le Professeur RAUZIER.
1910   Monsieur le Professeur CARRIEU.
 —   Monsieur le Professeur VALLOIS.
 —   Monsieur le Professeur HAMELIN.
 —   Monsieur le Professeur agrégé VIRES.

F. SAPPEY.

LES
THÉRAPEUTIQUES RACHIDIENNES
DU TABES
L'ELECTRO-MERCUROL
CONSIDÉRATIONS SUR SON MODE D'ACTION

INTRODUCTION

Pendant les six mois d'internat que nous venons de passer dans le service de M. le professeur Carrieu, nous avons pu constater et suivre, sur un certain nombre de malades tabétiques, les effets du traitement par les injections sous-arachnoïdiennes d'électromercurol, traitement préconisé par notre maître au Congrès international de médecine de Budapesth, en août 1909.

Frappé par les heureux résultats obtenus, nous avons eu l'idée de consacrer aux faits observés le sujet de notre thèse de fin d'études, désireux d'apporter une contribution modeste au chapitre, si intéressant à tous égards, de la thérapeutique du tabes.

On sait bien aujourd'hui que le traitement spécifique, sur lequel les découvertes de Fournier avaient permis de fonder de légitimes espérances, ne possède, en réalité, aucune action nettement favorable sur l'évolution de la maladie, et l'on a même pu noter dans certains cas une exagération des manifestations morbides, une aggravation évidente du mal, accélérant encore la marche d'une affection déjà si fatalement et implacablement progressive.

L'étude anatomo-pathologique des lésions prédominantes des racines et des cordons postérieurs de la moelle aurait dû, semble-t-il, attirer en ce point bien déterminé, véritable *loco dolenti* sans douleurs, les efforts de la thérapeutique. Or, nous avons été surpris, au cours de nos recherches bibliographiques, de constater que la voie rachidienne n'avait été que rarement et exceptionnellement employée, et nous avons pensé dès lors qu'il serait intéressant d'étendre les limites que nous nous étions d'abord tracées et de donner un aperçu d'ensemble de la question des interventions rachidiennes dans le tabes.

Notre travail comprend ainsi deux parties, l'une pour ainsi dire historique et documentaire, la seconde plus personnelle et plus vécue, fruit de nos observations et des leçons reçues au lit du malade pendant ce premier semestre de 1910.

Nous avons établi dans cette étude deux grandes divisions, suivant que la thérapeutique était dirigée contre une manifestation, un symptôme ou contre l'évolution même et le processus anatomique et clinique de la maladie. D'où un premier classement en thérapeutique symptomatique et thérapeutique curative.

La première partie se subdivise naturellement elle-même en plusieurs autres, suivant la nature du symptôme contre lequel est dirigée la médication : troubles de la sensibilité (en comprenant sous ce titre les douleurs, les crises viscérales, le prurit), troubles des sphincters.

Dans la seconde partie, les chapitres s'intitulent d'eux-mêmes du nom de l'agent thérapeutique employé : iodure de potassium, iodipine, fibrolysine, sels mercuriels, électro-mercurol.

Enfin, nous avons cru devoir, pour la facilité de la lecture et de la discussion, faire précéder cette étude de quelques considérations supplémentaires sur l'historique de la question, la technique des interventions employées (ponction lombaire, injections sous-arachnoïdiennes et épidurales), et sur l'anatomie pathologique et la pathogénie du tabes.

Tel est le plan général du travail que nous présentons aujourd'hui au jugement et à la bienveillance de nos maîtres.

PREMIÈRE PARTIE

HISTORIQUE - TECHNIQUE - ANATOMIE PATHOLOGIQUE
PATHOGÉNIE

CHAPITRE PREMIER

HISTORIQUE

Corning, médecin neuro-pathologiste et membre de l'Académie de médecine de New-York, eut l'idée en 1885 d'utiliser la voie vertébrale pour l'injection et l'absorption des médicaments. Il remarqua qu'une petite quantité de strychnine déposée sur la substance médullaire d'une grenouille produisait des convulsions beaucoup plus rapides que si la solution était injectée sous la peau. Supposant que la strychnine agissait non point par action directe sur les éléments nerveux, mais bien par l'intermédiaire du sang veineux, il se contenta d'abord de porter les solutions utilisées au voisinage de la moelle dans une région assez richement vascularisée pour que l'absorption en fût le plus rapide possible. Ayant constaté entre les apophyses épineuses des dernières vertèbres dorsales la présence de nombreuses petites veines qui courent entre ces apophyses et, entrant dans le canal rachidien, rejoignent les vaisseaux du plexus spinal interne, il pensa que si un anesthésique, par exemple, était injecté à ce niveau, il serait rapidement absorbé par ces veines, transporté jusqu'à la substance médullaire et produirait ainsi l'anesthésie sensitive et peut-être motrice de la moelle. Autrement dit, il espérait produire artificiellement une condition temporaire qui serait analogue, dans ses conséquences physiologiques, aux effets observés dans la myélite transverse ou à ceux obtenus par la section totale de la moelle.

De nombreuses expériences le confirmèrent dans ces prévisions et l'amenèrent bientôt à injecter directement les solutions médicamenteuses diverses qu'il employa au contact même de la moelle lombaire, par une véritable injection sous-arachnoïdienne. Mais Corning ne devait point tirer de ces faits tout le parti désirable et laissait à ses successeurs le soin de perfectionner et de vulgariser sa technique.

En 1891, Quincke (de Hambourg) montre à la fois la facilité de la ponction lombaire et la possibilité d'injecter sans danger des solutions médicamenteuses dans les espaces sous-arachnoïdiens. Le liquide céphalo-rachidien découvert en 1764 par Cotugno,, puis étudié par Magendie en 1825, n'avait été jusqu'alors que le sujet de recherches anatomo-physiologiques. Avec Quincke s'ouvre ainsi l'ère clinique de l'utilisation diagnostique et thérapeutique, par soustraction de liquide à l'organisme ou par injection de substances étrangères.

En 1897, Chipault substitue à la ponction lombaire la ponction lombo-sacrée pour éviter la blessure des nerfs de la queue de cheval.

Viennent ensuite les travaux de Bier, Chauffard et Quénu, Tuffier, puis la thèse importante de Sicard, faisant suite à une série de recherches et d'expérimentations sur les animaux et sur l'homme. C'est ici que nous voyons apparaître la première application de la méthode au traitement palliatif du tabes.

Enfin, Sicard et Cathelin viennent à peu près simultanément, les 20 et 27 avril 1901, signaler à la Société de

Biologie, la possibilité d'injections médicamenteuses au niveau de l'hiatus sacro-coccygien, par voie épidurale.

Dès cette époque, les travaux et les communications scientifiques se multiplient, et les méthodes nouvelles reçoivent en quelque sorte leur consécration définitive, répondant ainsi aux prévisions de Sicard lorsqu'il écrivait ces lignes :

« L'avenir nous dira si nous pourrons, au lit du malade, par des médicaments appropriés, arriver ainsi à enrayer ou à transformer l'évolution de certains processus méningés infectieux ou de certaines intoxications des centres nerveux. »

Ponction lombaire

Pour pratiquer cette petite opération, on fait prendre au malade la position assise ou couchée dans le décubitus latéral, cette dernière étant d'ailleurs préférable chez les ataxiques et évitant l'emploi d'un aide destiné à immobiliser le patient. Dans les deux cas le malade doit faire le gros dos, en plaçant les pieds sur une chaise et s'accoudant sur les genoux, s'il est assis, — en se mettant en « chien de fusil » s'il est couché. Ces précautions ont pour but de réaliser au maximum l'écartement des lames vertébrales.

L'opérateur repère avec soin la partie supérieure des crêtes iliaques et marque un trait à ce niveau. Sur l'horizontale, réunissant ces deux points après badigeonnage de la région à la teinture d'iode. lavage et désinfection des mains, il repère le tubercule de l'apophyse épineuse, situé immédiatement à ce niveau ou au-dessous ; c'est généralement celui de la quatrième ou de la cinquième lombaire. Il devra introduire son aiguille dans l'espace intervertébral sus-jacent. Fixant alors l'index gauche sur cette apophyse épineuse et tenant l'aiguille de la main droite il l'enfonce à peu près perpendiculairement à la surface des téguments, en rasant le bord supérieur de l'index. à trois centimètres environ en dehors de la ligne médiane. L'aiguille doit être poussée avec souplesse et fermeté, sans hâte ni brusquerie, pour éviter sa rupture ou sa torsion sur les surfaces osseuses que l'on pourrait accidentellement rencontrer.

Dirigée légèrement en haut et en dedans. elle traverse ainsi les téguments, les masses musculaires, le ligament jaune, et donne alors à l'opérateur une sensation caractéristique, analogue à celle de la rupture d'un parchemin. L'aiguille passe ensuite entre les lames vertébrales, perfore sans difficulté la dure-mère et l'arachnoïde, et arrive enfin dans la cavité sous-arachnoïdienne.

A ce moment, le liquide céphalo-rachidien s'écoule en gouttes plus ou moins pressées, en véritable jet dans certains cas, par suite de l'hypertension très fréquente chez les tabétiques. Ce liquide est recueilli dans des tubes coniques, gradués si possible. Ils peuvent être stérilisés, mais non bouillis, pour éviter pendant la centrifugation l'accumulation dans la partie terminale de cristaux calcaires capables d'entraver l'examen cytologique ultérieur.

Lorsque la quantité voulue a été ainsi soustraite (et cette quantité se mesure au débit progressivement ralenti, sans qu'elle doive, dans la pratique, excéder une vingtaine de centimètres cubes), l'aiguille est retirée de la main droite pendant que l'index et le pouce de la main gauche fixent autour d'elle les téguments sur les plans profonds, pour éviter le tiraillement de la peau, souvent plus douloureux que la piqûre elle-même. On peut toucher cette plaie minuscule avec un peu de teinture d'iode, et appliquer un tampon de coton hydrophile. Le malade est replacé dans la position horizontale, et doit garder le repos au lit pendant 24 heures.

Nous n'insisterons pas davantage sur la technique de cette petite intervention, d'un usage courant aujourd'hui, et que tout praticien devrait pouvoir effectuer au même titre qu'une thoracentèse. Une bonne aiguille en platine iridié, à biseau court, de huit centimètres de longueur environ, est seulement nécessaire. Un fil d'argent, comme mandrin, servira dans certains cas à désobstruer l'aiguille où se forme quelquefois un caillot sanguin, et qui peut se charger au passage d'un petit lobule graisseux.

Nous ne décrirons pas les accidents signalés au cours de la ponction lombaire ou consécutivement à celle-ci. Ils sont exposés en détail dans une précédente thèse de Montpellier (Maystre, 1903). Nous n'en avons, pour notre part jamais constaté de très sérieux au cours des nombreuses ponctions que nous avons faites ou dirigées. Les malades accusent parfois de la céphalée, que l'on calme facilement en les plaçant aussitôt en tête basse. A signaler aussi la piqûre des nerfs de la queue de cheval déterminant des douleurs passagères, avec des irradiations plus ou moins étendues.

PONCTION SUIVIE D'INJECTION

La technique est la même que précédemment. L'instrumentation se complète d'une seringue en verre et métal, préalablement aseptisée et destinée à contenir le liquide à injecter.

La solution médicamenteuse étant en général contenue dans des ampoules effilées, nous utilisons, si possible, une seconde aiguille, destinée à l'aspiration, et que nous laissons dans l'ampoule pour le cas où l'on voudrait injecter une quantité supérieure à la contenance de la seringue.

L'aiguille à ponction ayant été introduite comme précédemment, et la quantité voulue de liquide s'étant écoulée, on adapte à son pavillon la seringue chargée et privée d'air, et l'on pousse lentement l'injection.

Telle est la technique généralement employée aujourd'hui. On réalisait autrefois le mélange préalable de la solution à injecter avec une certaine quantité de liquide céphalo-rachidien, le mélange se faisant soit dans un tube spécial où l'on recueillait un peu de liquide au-dessus de la nappe formée par la solution déjà versée, soit directement dans le corps de pompe de la seringue elle-même.

Les solutions livrées par le commerce étant parfaitement isotoniques, ce sont là des précautions inutiles dans la plupart des cas. La première méthode de mélange doit en tout cas être rejetée ; par la série de manipulations qu'elle nécessite, elle expose, en effet, à la contamination du liquide et à l'infection des méninges.

INJECTION ÉPIDURALE

L'injection se fait au niveau de l'hiatus sacro-coccygien, espace en forme de Λ limité latéralement par les cornes du sacrum, et improprement appelé orifice inférieur du canal sacré, cet orifice étant, en effet, obturé par un surtout ligamenteux, fixé sur les branches du Λ et sur le coccyx. Cet hiatus est délimité à sa partie supérieure par le tubercule médian de la 4e sacrée, quelquefois scindé en deux tubercules plus petits, à sa partie inférieure par deux tubercules latéraux terminant en bas les cornes du sacrum et représentant les tubercules neuraux de la 5e sacrée. Les limites de cet hiatus nous indiquent assez qu'il faut le rechercher à la partie supérieure du sillon interfessier. On arrive très facilement à le localiser avec l'index, soit que le doigt descende le long des vertèbres sacrées pour venir se loger dans la dépression correspondante, soit qu'il remonte au contraire en partant de la pointe du coccyx.

La position à donner au malade pour la ponction de cet espace peut être, soit la position génu-pectorale, soit la position en décubitus latéral. Cette dernière doit être préférée, ici encore, dans la plupart des cas. N'oublions pas, en effet, qu'il s'agit d'un tabétique avec ataxie, et qu'il lui sera la plupart du temps très difficile, sinon impossible, de s'agenouiller sur son lit et de se maintenir dans cette situation instable, qui lui répugnera d'ailleurs le plus souvent.

La région est désinfectée à la teinture d'iode, les mains de l'opérateur lavées soigneusement, l'aiguille et la seringue aseptisées. L'hiatus étant repéré par l'index gauche fixé sur l'apophyse épineuse supérieure, l'opérateur enfonce l'aiguille un peu au-dessus de l'horizontale, réunissant les deux tubercules sacrés inférieurs. Il la dirige obliquement en haut et perfore bientôt la membrane fibreuse, qu'il crève comme un tambour. Puis il abaisse le pavillon de l'aiguille de façon à l'amener dans le sillon interfessier, et la retire légèrement en même temps qu'il la rend parallèle au plan des téguments. Il la pousse alors directement en avant, et elle pénètre sans difficulté dans le canal sacré, où elle reste enclavée par sa pointe, ne permettant pas les mouvements de latéralité du pavillon. Telle est la manœuvre en deux temps de Cathelin, que l'on effectue d'ailleurs spontanément, les données théoriques n'étant en général observées strictement que par le débutant, qui bientôt acquiert lui-même, par tour de main et habitude, sa technique personnelle, plus facile peut-être à exécuter qu'à décrire.

S'il ne s'écoule pas de sang par le pavillon, le liquide à injecter est poussé lentement à travers l'aiguille. On a la confirmation que l'on se trouve réellement dans le canal sacré en constatant qu'il ne se forme pas de boule d'œdème au niveau de la pointe de l'aiguille.

L'aiguille étant retirée, comme nous l'avons déjà recommandé, on applique un tampon de coton hydrophile sur la plaie.

CHAPITRE III

ANATOMIE PATHOLOGIQUE ET PATHOGÉNIE

Pour bien comprendre le mode d'action et le rôle intime de chacun des traitements employés, et expliquer les résultats favorables obtenus par l'électromercurol en particulier, il est nécessaire d'être bien fixé, tant sur les lésions nerveuses du tabes que sur la pathogénie même de ces lésions.

Mais les lésions de la moelle, de ses racines, des méninges qui l'entourent, ne sont point les seules que nous rencontrions, et nous avons dans l'examen cytologique et chimique du liquide céphalo-rachidien un moyen de nous rendre compte sur le vivant des modifications subies par ce liquide, et d'étudier à chaque instant ses variations de formules, par une véritable biopsie, comme on l'a pu dire à juste titre. On comprend ainsi que l'étude du liquide céphalo-rachidien trouve naturellement sa place à côté de celle des lésions anatomiques, macroscopiques ou microscopiques.

Nous verrons d'ailleurs plus tard combien féconde est l'interprétation des résultats fournis par ces examens, et comment elle permet de se rendre compte de l'évolution de la maladie, du rôle du traitement et de la pathogénie même du tabes.

statistiques importantes de Babinski et Nageotte, portant sur 32 cas, celles de Nonne et Appelt sur 100 examens. Au milieu de cet accord unanime, Camus et Armand Delille viennent, en 1903, apporter à la Société de Neurologie la première note discordante, avec une statistique portant sur treize tabétiques du service de Déjerine, où la lymphocytose n'avait pu être constatée dans 2/3 des cas environ. Nous ne citerons pas tous les travaux parus depuis lors, et nous nous contenterons de mentionner les noms de Brissaud, Gilbert Ballet et Delherm, P. Marie et Crouzon, etc., venant affirmer une fois de plus la lymphocytose presque constante du liquide céphalo-rachidien.

L'examen cytologique de ce liquide, pratiqué systématiquement après chaque ponction lombaire, chez les malades de M. le professeur Carrieu, nous a donné d'une façon constante une formule très nettement lymphocytaire.

Cette lymphocytose, non caractéristique du tabes, mais commune à tous les processus d'irritation chronique des méninges, constitue cependant un excellent signe de « tabes incipiens », et permet souvent de rapporter à sa véritable cause tel ensemble de symptômes dont le substratum anatomique pourrait échapper à l'examen clinique seul.

Cette lymphocytose étant caractéristique d'un processus méningé chronique, il est permis de penser, *à priori*, que cette formule cytologique peut être modifiée au cours d'une évolution aiguë. C'est le cas que nous avons constaté chez deux malades faisant l'objet des observations VIII et V de notre thèse, dans le chapitre consacré à l'électromercurol. Chez l'un et l'autre, la première ponction, pratiquée avant toute thérapeutique intra-rachidienne, démontra à l'examen microscopique la présence de polynucléaires dans la proportion de 20 pour 100 chez le premier, 55 pour 100 chez le second. Or, ces malades étaient en voie de processus actif au moment de ces examens, le premier portert d'un tabes de quelques mois seulement, le second présentant des accidents violents et envahissants.

De leur côté, Villaret et Tixier ont rapporté, en 1906, l'observation de deux cas de poussées de polynucléose, constatées au cours du tabes, poussées coïncidant d'ailleurs avec l'apparition d'accidents aigus (céphalée, délire, accès épileptiformes).

Caractères chimiques. — Nous n'avons pas l'intention de donner ici la formule chimique complète du liquide céphalo-rachidien des tabétiques, mais seulement la proportion des substances les plus intéressantes pour nous, contenues dans ce liquide, c'est-à-dire l'albumine, le chlorure de sodium et le sucre.

Notre excellent ami, M. Mestrezat, chef des travaux de chimie à la Faculté, nous donne les chiffres suivants, résultant de ses nombreuses analyses personnelles sur les liquides normaux et pathologiques.

A l'état normal, tout d'abord, les quantités moyennes sont :

        Albumine. . ... 0,13 p. 1000
        Chlorure de sodium........ 7,31   —
        Sucre. 0,55   —

Il existe, au contraire, dans le liquide céphalo-rachidien des tabétiques, avant toute thérapeutique rachidienne, nous insistons sur ce point, une hyperalbuminose très marquée, une hyperchlorurie et une hypoglycose excessivement légères, tous faits caractéristiques d'une méningite chronique indiscutable.

Nous retiendrons surtout les proportions élevées d'albumine dont le taux varie de 0,35 à 1 gr. pour 1000, soit une moyenne de 0,47 environ. Cette hyperalbuminose, déjà constatée par de nombreux auteurs (Wolf, Widal, Sicard et Ravaut, Guillain et Parent, Tixier, Achard et Foix, etc.) va, en effet, s'atténuer sous l'influence du traitement, et revenir rapidement à un taux normal. Nous en déduirons alors des conséquences particulièrement intéressantes et nouvelles sur le mode d'action des différentes solutions injectées dans les voies sous-arachnoïdiennes, de l'électro-mercurol en particulier.

PATHOGÉNIE

Nous ne traiterons pas ici la question de l'étiologie du tabes, et négligerons volontairement de reprendre les arguments qui militent en faveur de l'origine syphilitique ou non de cette affection. Nous essaierons seulement, les lésions anatomiques étant connues, d'expliquer le mécanisme de leur production et de rechercher dans l'ensemble des lésions constatées, celle à qui l'on puisse attribuer le rôle de *primum morens*, celle sur laquelle doit, par conséquent, porter plus particulièrement l'effort thérapeutique.

La coexistence de la sclérose radiculo-médullaire et de la méningite concomitante est un fait acquis, et les auteurs sont unanimes sur ce point, mais le désaccord commence lorsqu'il s'agit d'expliquer, soit la production de cette sclérose et de cette méningite, soit la part prépondérante revenant à l'un ou à l'autre de ces deux processus.

Nous n'entrerons pas ici dans le détail des théories pathogéniques du tabes, nous signalerons seulement que l'opinion la plus courante aujourd'hui fait jouer le plus grand rôle à la méningite primitive.

Pour Nageotte, « le tabes est le résultat d'une atteinte

localisée qui est portée sur les racines au niveau des nerfs
radiculaires, et qui se propage parfois jusqu'au ganglion.
Cette atteinte est le fait d'un foyer inflammatoire, d'une
névrite radiculaire interstitielle transverse, que règlent les
dispositions anatomiques des voies lymphatiques. Comme
la méningite, la névrite radiculaire est une lésion syphilitique. Sans doute, l'inflammation des espaces sous-arachnoïdiens peut jouer un rôle dans la destruction des racines, mais l'étude histologique montre que ce rôle ne saurait être considérable : la méningo-myélite diffuse précède
le tabes et cause directement ses complications, mais elle
ne crée le tabes lui-même que par l'intermédiaire de la
névrite radiculaire. »

Pour Sicard, « c'est au niveau du nerf radiculaire de
Nageotte, ou mieux encore au niveau des culs-de-sacs
arachnoïdo-pie-mériens ganglionnaires, décrits avec Ces-
tan, qu'il faut placer la lésion causale du tabes. Or, comme les culs-de-sac arachnoïdo-pie-mériens des régions
lombo-sacrées sont plus nombreux, plus profonds que ceux
des autres segments gangliomo radiculaires dorsaux ou
cervicaux, et par conséquent tout à fait aptes à localiser et
à perpétuer en ce point le processus méningé, il est logique d'attribuer à cette disposition topographique la fréquence démontrée en clinique du tabes inférieur. »

Pour Sézary, « la méningite concomitante du tabes
n'est pas de nature syphilitique, et doit être attribuée à
l'irritation entretenue par les lésions radiculaires ou cor-
ticales. Quant à ces lésions, elles sont elles-mêmes consécutives à une méningite syphilitique, passagère, survenant
à la période secondaire de la syphilis et déterminant,
quand elle est abandonnée à elle-même, des lésions radiculaires, des altérations des fibres des racines postérieures,
altérations qui provoquent à leur tour la dégénérescence

des cordons postérieurs, c'est-à-dire un tabes à symptomatologie plus ou moins complète. Mais les lésions de sclérose que crée cette méningite, véritable épine inflammatoire, n'ont rien de spécifique quant à leur nature, et doivent, comme cela se produit dans la majeure partie des cas, se montrer réfractaires au traitement syphilitique. » Donc, en résumé, méningite syphilitique déterminant une sclérose et une méningite chronique non spécifiques.

Aussi Sézary et Nageotte pensent-ils, l'un et l'autre, que le tabes doit être traité par le mercure intra-musculaire ou intra-veineux, non point à la période de sclérose confirmée, mais au moment où la méningite primitive existe encore seule. Cette méningite est facile à diagnostiquer par la ponction lombaire, d'où la nécessité de pratiquer l'examen systématique du liquide céphalo-rachidien chez tout syphilitique, à une certaine période de la maladie, même en l'absence de toute manifestation nerveuse.

M. le professeur Carrieu, dont nous partageons absolument l'opinion sur ce point, n'est pas toujours partisan de l'origine nécessairement syphilitique du tabes. S'appuyant sur l'observation de tabétiques non spécifiques, il pense avec raison que d'autres infections ou intoxications sont capables de réaliser une sclérose radiculo-médullaire au même titre que le spirochète de Schaudinn. Dans l'un et l'autre cas, il estime que « la sclérose des zones radiculaires postérieures, d'origine syphilitique ou non, une fois constituée et en évolution, est émancipée de sa cause et ne relève plus que du processus général des proliférations conjonctives chroniques ».

Nous verrons plus tard comment l'électromercurol permet d'agir sur le tabes à l'époque même de la sclérose confirmée, grâce à ses propriétés résolutives locales, provoquées par les injections sous-arachnoïdiennes.

DEUXIÈME PARTIE

THÉRAPEUTIQUE SYMPTOMATIQUE

CHAPITRE PREMIER

TROUBLES DE LA SENSIBILITÉ
(Douleurs — Crises viscérales — Prurit)

On connaît bien les caractères de ces douleurs atroces, périphériques ou viscérales, survenant chez les tabétiques au début même de la maladie, dont elles constituent parfois le premier symptôme, persistant ou s'exagérant dans la période d'ataxie, et venant encore, à intervalles plus ou moins éloignés, secouer et torturer le malade cachectique, paralysé et confiné au lit, exposé déjà à toutes les complications infectieuses ou maladies intercurrentes, qui mettront seules un terme à ses souffrances. Les noms mêmes appliqués à ces douleurs, par leur terminologie expressive et tortionnaire, de· fulgurantes, térébrantes, en collier, en brodequins, en bracelets... expriment assez nettement leur intensité et leurs caractères. On comprend donc bien que contre elles ait été immédiatement dirigée l'arme nouvelle dont l'avènement de la ponction lombaire et de ses applications avait doté l'arsenal thérapeutique. Aussi, les premières expérimentations de Sicard sur l'homme portent-elles sur deux tabétiques, momentanément soulagés par l'injection intra-rachidienne de chlorhydrate de cocaïne.

Étant donnée l'étendue de la question, nous subdiviserons ce chapitre en trois parties, portant les titres de : ponction lombaire, injections sous-arachnoïdiennes, injections épidurales.

I. Ponction lombaire

Pour la plupart des auteurs, les douleurs et les crises viscérales du tabes sont sous la dépendance de la dégénérescence des nerfs périphériques et de la dégénérescence des racines postérieures. Nous pensons qu'en raison des faits et des expériences relatés dans le dernier chapitre de cette thèse, il faut faire jouer un rôle beaucoup plus important à la méningite chronique, accompagnant cette dégénérescence et la sclérose concomitante. On conçoit ainsi les heureux effets de la ponction lombaire sur les manifestations du tabes ; elle agit au même titre que dans les méningites aiguës, en diminuant l'hypertension du liquide céphalo-rachidien, dont l'excès de pression vient s'ajouter encore à l'irritation déjà produite sur les racines postérieures par les plaques de méningite torpide fixées à ce niveau.

Cette sédation des phénomènes douloureux par la ponction lombaire a été trop couramment constatée pour que nous croyons nécessaire d'en rapporter ici quelques exemples.

Nous rappellerons seulement que Touche signala le premier, en mars 1901, à la Société médicale des Hôpitaux de Paris, « les effets favorables de la rachicentèse sur un tabétique de son service, simplement ponctionné, sans injection d'aucune espèce, et qui fut, par la suite, mais passagèrement, très amélioré quant à ses douleurs fulgurantes ».

A la séance du 19 avril suivant, à la même Société, Debove met en lumière l'influence de la ponction lombaire sur les crises gastriques. Il rapporte à ce sujet l'observation d'un malade présentant une crise gastrique violente avec vomissements porracés, qu'une injection sous-arachnoïdienne de cocaïne n'avait pas calmé trois jours auparavant, et qui fut immédiatement soulagé après soustraction de trente centimètres cubes de liquide céphalo-rachidien.

Tandis que Faisans rapporte certains cas d'échec de la méthode, Donath signale à son tour son influence sur l'évolution des crises gastriques. En 1910, Ravaut, Gastinel et Velter consignent encore ses heureux effets.

En 1907, Milian attire l'attention sur un symptôme assez fréquent et souvent méconnu du tabes incipiens, le prurit localisé sans lichénifaction, souvent associé aux douleurs, particulièrement fréquent dans les régions où siègent des troubles de sensibilité subjective et objective. Les ponctions lombaires sont capables, dans ces cas, d'amener un soulagement assez persistant, ainsi que le démontre nettement l'observation rapportée à la fin de cette première partie.

II. Injections sous-arachnoïdiennes

Ce sont elles qui, les premières en date, avant que l'on eût remarqué le soulagement apporté par la ponction lombaire simple, ont été employées dans le traitement de la douleur et les crises viscérales. Il faut en voir la raison dans l'extension considérable que prit dès le début la méthode de rachi-cocaïnisation par son application à l'anesthésie chirurgicale. On fut ainsi naturellement amené à l'employer parallèlement dans le traitement de toutes les douleurs de la moitié inférieure du corps, celles du tabes en particulier.

Deux substances ont été surtout utilisées à cet effet : le chlorhydrate de cocaïne et le sulfate de magnésie. Nous les étudierons successivement.

A. CHLORHYDRATE DE COCAÏNE. — C'est une poudre blanche, cristallisée, très soluble, préférable aux autres sels de cocaïne par son absorption et son élimination rapides. Signalons ici qu'on a également employé la plupart de ses succédanés : eucaïne, novocaïne, stovaïne, etc.

Doses. — Tandis que Pitres injecte des quantités de cocaïne variant entre un et deux centigrammes, Achard conseille de ne pas dépasser un centigramme, pour éviter les phénomènes d'intoxication obtenus avec des doses supérieures. Marie et Guillain emploient les doses minimes de cinq milligrammes, dont Marchand se fait le défenseur au Congrès de Limoges de 1901.

Les solutions sont isotonisées et stérilisées.

Technique. — A été indiquée dans la première partie de ce travail, nous n'y reviendrons pas ici. Nous rappellerons cependant que la soustraction d'une certaine quantité de liquide céphalo-rachidien est absolument nécessaire et doit précéder l'injection de la solution de chlorhydrate de cocaïne. Ce dernier sel étant d'ailleurs un médicament hypertenseur, il importe que la quantité de liquide soustrait soit très notablement supérieure à celle de liquide injecté.

Indications. — Ces injections de chlorhydrate de cocaïne, applicables au soulagement de toutes les douleurs de la moitié sous-diaphragmatique du corps, étaient plus particulièrement indiquées dans celles du tabes, dont la plupart des auteurs voyaient l'origine plutôt dans les lésions radiculo-médullaires que dans celles des nerfs périphériques. Rappelons à ce propos que Pitres, remarquant dans ce cas l'impuissance des injections anesthésiantes pratiquées sous la peau ou sur le trajet des nerfs des membres ou des viscères endoloris, utilisa cette méthode pour le diagnostic du siège des excitations algésiogènes (1900).

Cette application médicale de la rachi-cocaïnisation doit-elle être utilisée indistinctement dans tous les cas de douleurs aiguës présentés par les tabétiques ? Nous ne le croyons pas. La précision exigée par la technique de la ponction lombaire, dont la pratique n'est pas encore familière à tous, constitue un premier empêchement, auquel vient s'ajouter l'appréhension des malades et de leur entourage, effrayés de toute intervention, si minime soit-elle, sur cette région médullaire, que l'esprit du public entoure d'un respect mystérieux, se traduisant en clientèle par des faiblesses ou des syncopes survenant non seulement chez le patient, mais encore chez ceux qui assistent à la ponction, et sont plus impressionnés par la vue du liquide céphalo-rachidien que par celle d'un jet de sang.

L'emploi des injections sous-arachnoïdiennes de chlorhydrate de cocaïne doit donc être réservé aux crises fulgurantes, subintrantes, ou à ces crises viscérales prolongées pendant deux, trois jours, ou même davantage, et qui ne cèdent point aux sédatifs habituels de la douleur. C'est donc, avant tout, une méthode d'exception.

Avantages. — 1° Ils consistent surtout dans la rapidité et l'universalité d'action. Les malades sont le plus souvent soulagés en quelques minutes et bénéficient pendant quelques heures, quelquefois pendant un temps beaucoup plus long, d'un repos, rendu plus sensible par le caractère aigu et violent des douleurs auxquelles ils étaient en proie. Ces effets ne se manifestent point, chez les tabétiques réduits par leur ataxie à une immobilité plus ou moins complète, d'une façon aussi tangible que chez les malades atteints de sciatique ou de maladie de Parkinson, par exemple, que l'on voit se redresser, se lever, aller et marcher, assistant ainsi à une véritable résurrection, comme dans certains cas signalés par Crassous (1901).

2° Les expériences de Fr. Franck et de Nicoletti tendent à démontrer l'innocuité sur la moelle, surtout aux doses employées par la pratique médicale.

3° L'injection peut être répétée sans danger, à la condition de laisser s'écouler entre deux ponctions successives assez de temps pour éviter tout danger d'accumulation.

4° Cette méthode de traitement, exigeant le concours du médecin, ne possède pas le défaut capital de la morphine, et met le malade à l'abri de l'accoutumance.

Inconvénients. Contre-indications. — 1° Si l'injection sous-arachnoïdienne de cocaïne ne s'accompagne le plus souvent d'aucun phénomène réactionnel, on a cependant pu noter dans certains cas des vomissements, de la céphalée, de la fièvre, des éruptions herpétiformes passagères, etc. Ces accidents sont dus, soit à la diminution de tension, produite par une soustraction exagérée de liquide, soit à une véritable intoxication cocaïnique, soit enfin à une réaction méningée.

2° Une objection sérieuse, consignée et discutée dans la thèse de Moulié, a été faite à la cocaïne intra-rachidienne, par Pouchet.

Si cette substance est sans action nocible sur une moelle

saine, comme l'ont démontré Franck et Nicoletti, ne peut-elle point avoir une influence défavorable sur une moelle de tabétique et déterminer une suractivité du processus de sclérose ? Telle est aussi l'opinion de Chipault, pour lequel la rachicocaïnisation sous-arachnoïdienne doit être contre-indiquée comme dangereuse pour les centres nerveux, chez les individus atteints d'une affection médullaire.

Nous ne voulons pas discuter ces objections, mais nous ferons seulement remarquer avec Houlié combien il est peu probable que la cocaïne n'impressionnant pas la moelle saine, produise au contraire un résultat défavorable dans une moelle dont les racines et les faisceaux postérieurs sont précisément, de par leur sclérose, voués à l'état de mort. Quant aux racines, sur lesquelles agit directement la cocaïne, il ne semble pas que l'action exercée sur elles ait été néfaste, les troubles d'incoordination n'étant pas exagérés dans la suite. En fait, un seul malade, traité par Chipault, a accusé une augmentation de son incoordination et de son incontinence, fait assez curieux et même suspect si l'on songe, au contraire, aux excellents résultats apportés aux troubles sphinctériens par la cocaïne épidurale.

Résultats. — 1° En collationnant et comparant les résultats donnés par les différents expérimentateurs, on constate que les phénomènes douloureux de toute nature cèdent en général aux injections sous-arachnoïdiennes. L'analgésie se produit plus ou moins rapidement, demandant parfois plusieurs heures, comme dans un cas d'Achard et Laubry, mais paraissant alors persister plus longtemps.

Faisans a rapporté une observation négative, qu'on lira

plus loin, mais qui perd une partie de sa valeur par suite des symptômes hystériques présentés par la malade.

2° On a noté fréquemment, à la suite des injections sous-arachnoïdiennes, une leucocytose céphalo-rachidienne, ayant pu laisser supposer à certains auteurs que la cocaïne avait encore une action réelle et curative sur l'évolution de la maladie. Il s'agit en réalité d'une simple réaction méningée, observée à la suite de l'injection de toute substance dans le canal rachidien.

Mode d'action. — Les travaux de Pitres, Tuffier, Hallion, tendent à démontrer que la cocaïne lombaire agit presque exclusivement sur les racines postérieures, déterminant une vaso-constriction et une altération physiologique probable des éléments nerveux, équivalant en quelque sorte à une section physiologique transitoire de ces racines. Ce qui caractérise donc le principe et l'essence de cette méthode, c'est l'inhibition des conducteurs nerveux par une solution analgésiante, c'est l'anesthésie de conduction (Achard et Laubry). On conçoit ainsi la supériorité de cette méthode sur toute action thérapeutique portant sur le trajet ou l'extrémité des nerfs, puisque la totalité des fibres sensitives aboutissant à un même territoire est ainsi intéressée.

Quant à la réaction observée dans certains cas à la suite de l'injection, elle doit être considérée comme l'indice et la traduction d'une réaction méningée.

Achard et Laubry essayaient d'expliquer ainsi la sédation prolongée produite par la cocaïne, « supérieure à ce que l'application de la méthode à l'anesthésie chirurgicale pouvait laisser prévoir, survivant manifestement dans certains cas à la présence de la cocaïne dans les racines nerveuses. Peut-être la suppression de l'excitation

douloureuse pendant quelque temps rend-elle les centres
sensitifs moins excitables, en sorte qu'ils se déshabituent
en quelque manière de réagir aussi vivement. Peut-être encore l'afflux leucocytaire minime que provoque l'injection
opère-t-il dans les méninges ou dans le tissu conjonctif voi-
sin une révulsion très légère, histologique pourrait-on dire,
qui s'exerce pendant quelques jours et prolonge ainsi les
bons effets de l'analgésie, directement produite par la cocaïne. »

Nous pensons même, pour notre part, que *l'examen cytologique et chimique du liquide céphalo-rachidien permet-
trait de déceler dans tous les cas la présence de cette méningite*, dont les manifestations cliniques sont masquées et
annihilées par l'action propre de la cocaïne sur les fibres
sensitives.

B. Sulfate de magnésium. — Les recherches de Meltzer
et Auer, confirmées en France par les expériences de
Cristau, ont montré que les sels de magnésium, en particulier le chlorure et le sufate, exercent sur l'organisme
une action dépressive générale. Leur application locale sur
un tronc nerveux supprime l'excitabilité et la conduction
de ce nerf. En injections sous-cutanées ou intra-veineuses,
ils entraînent un affaiblissement progressif de la respira-
tion, une dépression générale du système circulatoire, et
déterminent une narcose pouvant, suivant les doses, se
terminer par la mort. En injections intra-rachidiennes
enfin, dans les proportions de un centimètre cube d'une
solution de sulfate de magnésie à 25 pour 100 pour 12 ki-
logrammes et demi du poids du corps, ils déterminent en
quelques heures l'anesthésie et la paralysie de la portion
sous-diaphragmatique du corps.

On conçoit ainsi tout le parti que la thérapeutique peut

tirer de l'usage raisonné de ces sels. C'est ainsi, pour ne nous occuper que des injections intra-rachidiennes au point de vue exclusivement médical, que l'inhibition du système moteur conduit à leur emploi comme anticonvulsivants dans le tétanos et la chorée par exemple, et que par inhibition du système sensitif, ils deviennent des anesthésiques locaux ou partiels pouvant, au même titre que la cocaïne, calmer les douleurs et les crises viscérales du tabes.

Partant de ce principe, Marinesco et Gradinesco ont présenté à la réunion biologique de Bucarest, en mars 1908, un certain nombre de cas de douleurs fulgurantes tabétiques calmées par les injections sous-arachnoïdiennes de sulfate de magnésie.

Les doses employées étaient celles que nous venons d'indiquer. Dans 23 cas, dont la plupart de tabes, ils ont obtenu une sédation très marquée des phénomènes douloureux, ou même leur disparition complète pendant un temps plus ou moins long.

« Chez un de ces malades, disent les auteurs, chez lequel les douleurs dataient de plusieurs années, et que l'emploi des différents analgésiques et de la lumière bleue n'avait pas amendés, les douleurs ne sont plus revenues depuis la date de l'injection, c'est-à-dire depuis deux mois. »

Aussi peuvent-ils conclure que le sulfate de magnésium, en injections sous-arachnoïdiennes, devrait être considéré à juste titre comme l'un des plus puissants analgésiques, et son emploi recommandé dans toute espèce de névralgies.

Inconvénients. — Marinesco et Gradinesco signalent cependant quelques inconvénients dans l'emploi de cette méthode, consistant en une apparition passagère de douleurs dans les membres inférieurs, ou en une exagération momentanée des douleurs existant déjà, ceci dans la moitié des cas environ. Certains malades ont eu, en outre, des vomissements ou des démangeaisons, tous symptômes ayant d'ailleurs rapidement disparu. La plupart ont présenté des troubles de la motilité des membres inférieurs, sans altération de la sensibilité objective. Dans trois cas, rétention d'urine avec légère élévation de la température. Enfin, quelques malades ont eu une somnolence complète ayant duré jusqu'à 26 heures.

Mode d'action. — Les travaux de Victor Henri, Mlle Cernovodeanu, Meyer, Bredig, Iscovesco, etc., établissant une assimilation entre les métaux ferments et les systèmes colloïdaux, permettent de penser que les sels minéraux de l'organisme agissent sur les nerfs, les muscles, le cœur, etc., grâce à leurs propriétés électrolytiques et aux variations de leurs proportions dans les tissus. Poussant plus avant ces hypothèses, Gaube (du Gers), donnant à ces métaux le nom de métaux biodynamiques, a pu créer le dogme de la spécificité de minéralisation, chaque fonction vitale ayant, selon lui, sa dominante minérale, un métal à elle spécial, et qui ne peut être remplacé.

Or, de nombreux travaux, depuis ceux d'Aloy, qui fut un des premiers en date, ont montré que le magnésium, en proportion moindre que le calcium dans les différents tissus (1/80 dans les os, 1/10 dans le foie, 1/2 dans le sang), est au contraire prépondérant dans les muscles 2/1 et dans le cerveau (3/1).

On comprend dès lors le rôle que peuvent jouer les sels de ce métal sur l'activité spécifique du système nerveux. Meltzer fait, en effet, du magnésium le facteur de l'inhibition, la dominante minérale des fonctions nerveuses

d'arrêt. Injecté au niveau de la moelle et des racines
postérieures, il agirait donc en diminuant l'excitabilité
des centres et des fibres nerveuses, et son action pourrait
se comparer ainsi à celle de la cocaïne.

Mais ne pourrait-on pas admettre, disent encore Marinesco et Gradinesco, que dans les névralgies il y a perte
de l'ion magnésium, et que l'injection sous-arachnoïdienne de sulfate de magnésie n'a d'autre but que de réparer
cette perte de l'organisme.

Ce sont là, nous le voyons, autant d'hypothèses qui
n'infirment en rien les résultats obtenus, et nous montrent seulement que nous sommes loin d'être encore fixés,
d'une façon précise, sur le mode intime d'action des divers
agents thérapeutiques.

Remarquons ici encore comment les symptômes observés
après les injections et relatés plus haut, permettent de
supposer que le sulfate de magnésie détermine un processus méningé subaigu, dont il est légitime de supposer
le rôle au point de vue thérapeutique.

Quoi qu'il en soit de ces différentes théories, nous de-
vons reconnaître que les résultats obtenus par Marinesco
et Gradinesco ont été satisfaisants ; mais l'usage du sulfate
de magnésium ne s'est point généralisé, et nous n'avons
trouvé dans la littérature médicale aucun autre exemple
d'emploi de ce sel contre les douleurs du tabes.

III. Injections épidurales

Les injections épidurales, introduites en thérapeutique
par Sicard et Cathelin, en 1901, ont pour but d'injecter
les solutions médicamenteuses dans cet espace situé à la
partie inférieure du canal rachidien, et comblé par l'épa-
nouissement des racines rachidiennes, au milieu d'un tissu

adipeux, riche en vaisseaux sanguins. La technique de cette injection a été étudiée plus haut.

Solutions et doses. — Les liquides injectés sont, soit les solutions de cocaïne, déjà employées en injections sous-arachnoïdiennes, soit le sérum physiologique froid (7 gr. 50 de NaCl p. 1000). Les doses varient de 5 à 30 centimètres cubes. L'action devant porter en dehors des méninges, il n'y a pas d'inconvénient à injecter un, et le plus souvent, deux centigrammes de cocaïne.

Nous employons habituellement dans notre service la formule suivante, indiquée par Sicard :

$$\left.\begin{array}{l} \text{NaCl} \\ \text{Chlorhydrate de cocaïne.} \quad . \quad . \end{array}\right\} \quad aa\ 0,01$$

Acide phénique. 0,002
Eau distillée. . . . . 6 cent. cubes
(Q. S. pour une injection).

Les solutions sont naturellement stérilisées.

Indications. — *Avantages.* — Cette méthode a les mêmes indications que la précédente ; elle possède sur elle le grand avantage pratique de ne pas porter sur les méninges, et d'être par conséquent plus facilement acceptée et tolérée par le malade.

Cette action extra-méningée explique, en outre, l'absence de réaction douloureuse. C'est à peine si l'on a pu noter, dans certains cas, quelques nausées ou vomissements.

Elle est également bénigne, facile et moins douloureuse ; le risque de blesser les nerfs de la queue de cheval est beaucoup moins grand, ceux-ci étant à ce niveau écartés en éventail, et l'aiguille pouvant ainsi plus facilement passer entre eux sans les toucher.

Enfin, au point de vue pratique, elle agit à double titre, comme nous le verrons dans le chapitre suivant, tant sur l'élément douleur que sur les troubles sphinctériens, si fréquents dans le tabes.

Inconvénients. — Son action est peut-être, dans les cas aigus, moins rapide, moins complète et moins durable. Enfin, elle ne permet point l'analyse du liquide céphalo-rachidien, si nécessaire et si féconde dans tous les cas.

Sa seule contre-indication pratique est l'existence d'une escarre sacrée.

Résultats. — Très satisfaisants.

Mode d'action. — Le liquide injecté diffuse par capillarité dans toute la hauteur de l'espace extra-dural, ainsi que l'ont parfaitement démontré les expériences de coloration de Cathelin. De là, il pénètre dans la circulation par l'intermédiaire des très riches plexus veineux intra-rachidiens.

Il peut encore agir sur les racines, suivant le mécanisme exposé dans le paragraphe précédent (voir mode d'action des injections sous-arachnoïdiennes).

Il exerce enfin une action traumatisante sur ces racines, et Cathelin a édifié sur ce fait sa théorie si séduisante du traumatisme vertébral, que nous allons brièvement résumer ici :

Il remarqua d'abord que le sérum produisait les mêmes effets que la cocaïne, et en conclut qu'il y avait indifférence absolue, au point de vue analgésique, entre les diverses substances. Une fracture du sacrum s'accompagnant des mêmes signes que ceux obtenus après une injection épidurale, il était naturel d'assimiler celle-ci à un traumatisme plus ou moins intense du bas de la colonne vertébrale. L'excitation nerveuse produite par ce traumatisme sur les racines postérieures est transmise aux centres médullaires correspondants du cône terminal, et change l'état fonctionnel de ces centres, un état A devenant un état B, et réciproquement ; il y a en quelque sorte inhibition des centres.

Cette théorie explique à la fois la production de l'analgésie et l'action sur les troubles sphinctériens.

CHAPITRE II

TROUBLES SPHINCTÉRIENS

Les troubles sphinctériens, très fréquents au cours du tabes, intéressent aussi bien la miction que la défécation.

Si, dans la plupart des cas, l'on constate de la rétention, il arrive bien souvent aussi que le malade ne puisse retenir ni les urines, ni les matières fécales ; le plus fréquemment, ces symptômes ne se produisent qu'à la période terminale de cachexie ; parfois aussi, comme nous avons pu le constater chez un certain nombre de sujets, ils surviennent dès la période pré-ataxique, rendant ainsi leur existence intolérable pour eux, pénible pour leur entourage.

En 1904, Babinski et Boisseau signalèrent, dans ces cas, l'heureux effet des ponctions lombaires chez des syphilitiques paraplégiques, et Dufour apporta des résultats négatifs chez deux tabétiques de son service.

Cathelin indique dans sa thèse comment il fut amené à appliquer la méthode qu'il venait de créer, au traitement des incontinences.

« Chez une malade couchée au numéro 1 de la salle Laugier, et à qui nous avions injecté cinq centimètres cubes de cocaïne à 1/2 pour 100 pour douleurs intolérables de la vessie, nous fûmes tout étonnés d'apprendre le lendemain matin, en arrivant à l'hôpital, que cette femme, qui urinait si souvent, fut, au milieu de la nuit, dans l'impossibilité absolue d'uriner. Malgré les plus grands efforts, elle ne put émettre une goutte d'urine, et souffrant d'autant plus que sa vessie se distendait, on fut obligé, à quatre heures du matin, de la sonder. »

Partant de ce fait, il injecta systématiquement cocaïne ou sérum dans tous les cas d'incontinence, et obtint les mêmes résultats concluants.

Sa méthode, appliquée à l'incontinence des tabétiques, constitue un mode de traitement particulièrement efficace, mais passager, nécessitant ainsi, et c'est là son seul inconvénient, le renouvellement plus ou moins fréquent des injections épidurales.

Les résultats obtenus sont favorables dans la majorité des cas.

Quant au mode d'action de ces injections, il résulte de l'action inhibitrice décrite précédemment sur les centres vésico-spinal de Gianuzzi, et ano-spinal de Masius, « l'injection épidurale réalisant en partie le syndrome radiculo-segmentaire du cône médullaire et de la moelle sacrée ».

OBSERVATIONS [1]

A. -- Ponction lombaire

OBSERVATION PREMIÈRE
(Milian. 1907)

B..., 37 ans, garçon de magasin, 25 septembre 1906.

Se plaint de démangeaisons à l'anus et aux parties génitales. durant depuis douze ou treize ans et pour lesquelles il a consulté divers médecins. L'un d'eux. désespérant de l'en guérir. lui a dit qu'il n'y avait rien à faire. Ces démangeaisons s'accompagnent aussi de douleurs vives. brusques, en coups d'épingles, picotements. Elles surviennent surtout la nuit. et quand il a mangé certains aliments irritants.

Il a aussi, de temps à autre, en même temps que les crises anales. des crises de démangeaisons péri-orbitaires et péri-nasales, en avant des tempes, sur la bordure antérieure des cheveux, quelquefois sur le front. sur le dos du nez. à l'union du cartilage et des os propres.

Les réflexes rotuliens et achilléens sont exagérés.

Il y a de l'inégalité papillaire (léger myosis droit. un peu de mydriase gauche) et une abolition complète du réflexe lumineux du côté droit, tandis qu'il est conservé à gauche.

Nie tout antécédent syphilitique. N'aurait eu qu'une blennor-

---

(1) Nous ne rapportons ici que quelques observations choisies parmi les plus caractéristiques de toutes celles qui ont été déjà publiées.

rhagie à 24 ans, une fièvre typhoïde à 18 ans, et deux érysipèles de la face à 23 et 28 ans.

Le pyramidon à la dose de 2 grammes par jour n'ayant amené aucun soulagement, je pratique, le 12 novembre 1906, une ponction lombaire. Le liquide s'écoule abondant et sans tension ; à l'examen microscopique, il révèle une lymphocytose légère, mais indubitable.

A la suite de cette ponction lombaire, il est soulagé pendant deux mois ; les crises ont disparu et il a recouvré le sommeil.

Le 3 janvier 1907, il a encore des démangeaisons au visage, mais peu accentuées ; celles de l'anus ont toujours disparu.

Le 4 avril 1907, les démangeaisons sont réapparues, très vives.

Le 18 juillet 1907, il y a toujours des démangeaisons. Les pupilles sont toujours inégales, mais, cette fois, il y a mydriase droite, et c'est à gauche que le réflexe lumineux est disparu ; il a reparu à droite.

B. — Injections sous-arachnoïdiennes

OBSERVATION II
(Sicard, 1889)

Homme de 39 ans, tabétique de longue date, entré pour crises de douleurs fulgurantes, d'une intensité extrême. Il est sujet à ces crises douloureuses tous les mois environ.

Injection de 0 gr. 006 de cocaïne dans 2 cc. de sérum humain.

Dix minutes après l'injection, analgésie assez accusée des membres inférieurs. Le tact est conservé ; la piqûre n'est pas perçue (nous nous étions assurés auparavant de l'état de la sensibilité).

L'analgésie ne remonte qu'au niveau du pubis.

Les symptômes douloureux fulgurants se sont amendés durant 4 à 5 heures. Le malade ne ressentait que quelques engourdissements et des fourmillements.

Les douleurs ont reparu le lendemain matin, avec leur intensité première.

Etat vertigineux assez accusé, trois heures après l'injection ; céphalée légère. Pas de nausées, pas d'élévation de la température.

OBSERVATION III
(Guillain, 1901)

Malade âgé de 63 ans.

Tabes ayant débuté en 1891 (douleurs fulgurantes) et ayant évolué ainsi : en 1893, chute spontanée des dents avec atrophie des os du maxillaire supérieur ; en 1895, troubles de la miction ; en 1897, ataxie.

Ce malade se plaignait, lors de son entrée à Bicêtre (18 avril 1901), de sensations de brûlures violentes au niveau de la région thoracique inférieure ; le contact même de ses vêtements lui était très pénible. Ces sensations duraient depuis plusieurs mois. A l'examen objectif, on constatait l'existence d'une bande d'hyperesthésie et d'hyperalgésie cutanées, à type radiculaire, correspondant aux huitième et neuvième racines dorsales.

Le 29 avril, nous avons pratiqué chez ce malade, avec M.-P.- Marie, une ponction lombaire ; nous avons retiré deux cc. de liquide céphalo-rachidien et injecté 5 mgr. de cocaïne dans la cavité sous-arachnoïdienne. Cinq minutes après l'injection, le malade accuse une diminution de ses sensations douloureuses, il se frotte la base du thorax pour bien montrer qu'il ne souffre plus ; on peut constater, en effet, à l'examen, la disparition de la bande d'hyperesthésie et d'hyperalgésie radiculaires. — L'hyperesthésie radiculaire n'a pas reparu depuis l'injection de cocaïne du 29 avril (17 mai 1901).

OBSERVATION IV
(Faisans, 1901)

J'ai dans mon service, depuis une quinzaine de jours, une femme qui est tabétique et hystérique, et qui est sujette depuis quelques années à des crises gastriques d'une fréquence et d'une violence inouïes. Ces crises avaient constamment résisté à toutes les médications et on en était arrivé au seul moyen qui procurât quelque soulagement, l'injection de morphine. L'occasion me parut favorable pour appliquer la méthode des ponctions lombaires.

et au milieu d'une crise extrêmement douloureuse, nous fîmes une ponction qui donna issue à 11 cc. de liquide céphalo-rachidien. L'effet de cette décompression intra-spinale fut absolument nul et la malade affirma qu'elle avait souffert au moins autant qu'avant la ponction.

Trois ou quatre jours après, au milieu d'une autre crise, nous fîmes suivre la ponction lombaire d'une injection d'un demi-centigr. de cocaïne. Les douleurs ne furent nullement atténuées.

Enfin, dans une troisième crise survenue quelques jours plus tard, nous avons injecté dans le canal rachidien 1 cc. de cocaïne ; la malade a continué à souffrir pendant une demi-heure avec la même intensité, bien que l'anesthésie qu'elle présente habituellement aux membres inférieurs ait paru notablement augmentée.

OBSERVATION V

Pitres, in thèse Houlié, 1901

M..., 42 ans, est atteint depuis quatre ans de tabes sensitif avec crises gastralgiques d'une extrême violence survenant à peu près tous les deux mois et durant chaque fois huit ou dix jours.

Il entre à l'hôpital le 6 mai 1900 dans le cours d'une de ces crises exceptionnellement intense.

Les douleurs partant de l'hypocondre gauche s'irradient vers la colonne vertébrale, en longeant le rebord des fausses côtes. Elles sont accompagnées de vomissements incoercibles de liquide verdâtre.

Le 8 mai, injection lombaire de 1 cc. 1/2 de solution de cocaïne à 2 0/0. Les douleurs sont immédiatement atténuées. Elles persistent pendant les deux jours suivants, mais sans violence. Le troisième jour, la crise est tout à fait guérie. Le malade déclare que l'injection de cocaïne lui paraît avoir notablement diminué et abrégé ses souffrances. Il se promet de revenir s'il est atteint ultérieurement d'une autre crise.

Il revient, en effet, le 17 mai, souffrant depuis deux jours de ses douleurs d'estomac. On pratique, le 18, une injection sous-arachnoïdienne de cocaïne. La douleur s'apaise presque immédiatement. Il reste cependant un peu d'endolorissement profond de l'épigastre très léger comparativement à la douleur violente qui existait auparavant. Après avoir persisté deux jours sans nouveau paroxysme, la douleur disparaît complètement le 20. L'injection, au dire du malade, a « coupé la crise » et l'a rendue beaucoup moins pénible qu'elle ne paraissait devoir l'être si on n'avait eu recours à la cocaïnisation rachidienne.

OBSERVATION VI
(Guillain, in thèse Houlié)

D..., 57 ans, hospice de Bicêtre.

7 mai 1901. — Tabétique dont l'affection a débuté à 32 ans (douleurs fulgurantes, douleurs en ceinture, crises viscérales, troubles de la miction).

L'affection a progressivement évolué : actuellement en traitement à Bicêtre, ce malade présente la symptomatologie la plus classique du tabes : douleurs fulgurantes, troubles de la miction, ataxie très prononcée, signes de Romberg, d'Argyll Robertson.

En plus des douleurs ayant le caractère fulgurant, le malade souffre depuis plusieurs jours de douleurs dans la jambe droite ayant les caractères subjectifs et objectifs d'une névralgie du nerf sciatique, avec points douloureux de Valleix.

C'est dans le but de calmer cette névralgie sciatique chez un tabétique que, le 7 mai 1901, on a injecté 5 mgr. de cocaïne sous l'arachnoïde lombaire, injection qui n'a pas été suivie de céphalalgie, de nausées, de vomissements, d'élévation de température.

10 mai. — Trois jours après, les douleurs de la sciatique n'ont pas reparu, tandis que celles appartenant à la maladie primitive se sont montrées de nouveau.

OBSERVATION VII
(Achard, in thèse Houlié)

B. P..., âgée de 37 ans, entre salle Magendie, numéro 4, le 5 septembre 1900, à l'hôpital Tenon.

Le début du tabes dont cette femme est atteinte paraît remonter à 4 ans. Il y eut alors de la diplopie et des troubles de l'accommodation. Quelques mois plus tard, elle éprouva de vives douleurs dans la région lombaire, présentant le caractère de brusquerie t d'acuité paroxystique des douleurs fulgurantes. Puis elle en ressentit de semblables dans les membres inférieurs, surtout à gauche. Elle fit alors un premier séjour à l'hôpital, pendant lequel survinrent des crises gastriques fort douloureuses, mais sans vomissements. Sortie de l'hôpital en mars 1899, elle dut y rentrer en octobre à cause des douleurs et de la difficulté de la marche. Au bout de deux mois, elle quitta de nouveau l'hôpital, ayant toujours de l'incoordination et des douleurs.

A son entrée, en septembre 1900, on constate une incoordination motrice qui empêche la malade de marcher sans appui.

Signe de Romberg. Pas d'incoordination des membres supérieurs.

Abolition du réflexe rotulien.

Signe d'Argyll Robertson. Abolition du réflexe palpébral.

Strabisme très prononcé. Paralysie incomplète des deux droits externes.

Diminution de la sensibilité tactile aux jambes. Anesthésie plantaire.

Un peu d'affaiblissement des sphincters.

La malade est sujette à des crises de douleurs fulgurantes dans les membres inférieurs et dans la région lombaire.

Elle a, de plus, des crises gastriques, accompagnées de vomissements bilieux qui ont nécessité des piqûres de morphine.

En décembre 1900, la malade est prise d'une crise gastrique avec douleur épigastrique violente, vomissements verts, diarrhée dysentériforme.

Au bout de 24 heures après le début de la crise, on fait la ponction lombaire et l'on injecte 2 cgr. de cocaïne. L'injection est suivie aussitôt de pâleur, puis d'une légère élévation de la température du soir (38°2) ; l'anesthésie apparaît, remontant jusqu'aux crêtes iliaques. Les douleurs ont cessé peu après l'injection ainsi que les vomissements.

La malade a eu depuis des douleurs, mais moins vives, et pas de véritables crises gastriques.

C. -- Injections épidurales

OBSERVATION VIII

(Brocard, 1901)

Jacques J..., 40 ans, artiste lyrique à la Parisiana. Venu à la consultation le 27 avril (Salpêtrière).

Douleurs sciatiques bilatérales chez un tabétique.

Début date de 2 ans, lent et progressif. Attribué au surmenage et à un refroidissement.

A. P. -- Traité à Dax par les bains de boue, sans succès.

E. A. --- Signes d'Argyll Robertson. Signe de Lasègue. La jambe gauche fait un peu mal aussi, mais moins que la droite. La marche est gênée, pénible.

Traitement. — Le 27 avril, injection de 3 cgr. de cocaïne dans 10 cc. de sérum. Il dit avoir eu, deux heures après, comme la sensation de grands coups de bâton sur les reins. La région était sensible comme s'il y avait eu une cloche. Il était abattu et fatigué. La douleur disparaît peu à peu dans cet engourdissement. Dort bien le soir. Le lendemain et les jours suivants, jusqu'au vendredi 3 mai, la douleur a complètement cédé. Le vendredi 3 mai, il ressent quelques élancements dans les jambes et dans la partie antérieure de la cuisse. Ces douleurs, toutefois, n'approchent pas des douleurs antérieures à l'injection.

Le 4 mai (samedi), deuxième injection de 3 cgr. de cocaïne dans 10 cc. de sérum. L'opération est moins sensible qu'il y a huit jours. Amélioration rapide en dix minutes. Marche plus facile. Le soir, ressent la même sensation de coups de bâton, toujours un peu assommé, mais douleurs très amendées.

Le lendemain dimanche, est un peu faible, meurtri, mais pas d'élancements. Hier matin, lundi 6 mai, à cinq heures, pris d'élancements très douloureux. Il vient le 7 mai.

Injection de 3 cgr. de cocaïne dans 12 cc. de sérum. Opération très facile. Il sent le liquide se répandre à droite et à gauche de chaque côté de la colonne sacrée. Un peu d'étourdissement. Aussitôt après, ne ressent aucune douleur.

N'a pas souffert depuis un mois.

OBSERVATION IX

(Bergouignan, 1901)

Femme de 83 ans. Pas d'affection antérieure. Une grossesse normale, pas de fausses-couches. La maladie actuelle a débuté il y a trois ans par des crises de contracture douloureuse des membres inférieurs, avec troubles de la marche. Trois mois après apparurent une rachialgie continue, des crises de douleur en ceinture et des crises gastriques, avec vomissements. Depuis deux mois, les crises gastriques sont devenues plus rares. Il n'est plus resté qu'une rachialgie permanente et une sensation continuelle de constriction thoracique.

Mais depuis le début, ce qui domine la situation, ce sont des symptômes vésicaux, spéciaux et très douloureux.

Depuis trois ans, en effet, sans interruption, la malade ressent nuit et jour des besoins fréquents d'uriner, qui coïncident avec des crises de douleurs extrêmement vives, localisées au bas-ventre, et comparables à une sensation de torsion, de constriction. Pendant ces crises, émission très pénible de quelques gouttes d'urine. La quantité d'urine émise pendant vingt-quatre heures ne dépassait pas 250 grammes.

La malade fit de fréquents séjours dans différents hôpitaux, et surtout à l'hôpital Necker, où elle fut soignée successivement dans presque tous les services. On pose le diagnostic de tabes avec crises viscérales. A l'hôpital Laënnec, le diagnostic de tabes fut confirmé par l'examen du liquide céphalo-rachidien. Aucun traitement ne put augmenter la quantité d'urine ni calmer les douleurs vésicales. Ces derniers temps, la malade restait chez elle, souffrant atrocement, en proie à des idées de suicide. De temps à autre, elle venait se faire faire une piqûre de morphine à Necker, dans le service de M. Huchard.

Le 5 juillet dernier, nous la fîmes entrer dans ce service pour essayer de calmer ses douleurs par des injections épidurales de cocaïne. La malade présentait les signes les plus évidents de tabes dorsalis : abolition du réflexe rotulien, démarche ataxique, signes de Romberg et d'Argyll Robertson, etc. Nous n'avons trouvé aucun symptôme d'hystérie.

Le 6 juillet, injection dans le canal sacré de 1 cc. de solution de cocaïne à 2 p. 100, soit deux centigr. de cocaïne. La malade, qui souffrait de sa vessie au moment de l'injection, est immédiatement soulagée ; la douleur s'atténue peu à peu et disparaît entièrement au bout de dix minutes. Trois minutes environ après l'injection, nausées et vomissements. Dans la soirée, la malade éprouve, sans pouvoir les satisfaire, des envies d'uriner non douloureuses. Elle n'urine que le lendemain matin, mais abondamment. Le lendemain, 7 juillet, les douleurs vésicales reviennent, quoique très atténuées, et disparaissent dans l'après-midi. Le 8, pas de douleurs. Le 9, par acquit de conscience et à cause de la légère récidive de l'avant-veille, nous pratiquons une nouvelle injection épidurale de cocaïne, de 3 cgr. cette fois. Un vomissement survient pendant que nous appliquons du collodion sur la plaie, c'est-à-dire quelques secondes après l'injection. Le soir, la malade se plaint de ne pouvoir uriner. On est obligé de la sonder. Les jours suivants, la miction devient de plus en plus facile, fréquente et abondante (deux litres par jour).

La malade quitte le service le 18 juillet. Depuis neuf jours, les douleurs vésicales n'ont pas reparu. Les douleurs en ceinture se sont atténuées peu à peu depuis la deuxième piqûre.

Nous avons fait examiner la vessie, qui fut trouvée normale (capacité : 300 grammes ; sensibilité normale à la distension et aux instruments.)

OBSERVATION X

(Masmonteil, 1903)

Ch. hommes, lit 37. Service du docteur Rémy, Nanterre.
Ducamp, 53 ans, cordonnier.

Antécédents personnels. — Chancre et blennorrhagie.

État actuel. — Actuellement, possède les signes très nets la tabes.

En 1895, aurait eu des crises viscérales tabétiques prises pour des coliques néphrétiques.

Du côté des yeux : diplopie, inégalité pupillaire, signe d'Argyll Robertson.

Du côté des membres inférieurs, difficulté de la marche, douleurs fulgurantes, signes de Westphall et de Romberg.

Le malade pend ses jambes et marche mal dans l'obscurité. L'intelligence est bien conservée.

L'état général est satisfaisant.

Œdème des membres inférieurs lisse et assez dur. Pas de lésions du cœur ni des reins. Signalé par Trousseau, il serait dû, pour Lépine, à l'hydrémie résultant de la stagnation de l'urine dans la vessie.

État de l'incontinence. — Incontinence nocturne et diurne depuis 1898. Résidu : 800 grammes.

Urines sans albumine, décomposées et ammoniacales. Polyurie : 3 litres.

Le malade m'a tenu par lettre au courant de ses impressions.

Première injection : 15 cmc. 2 janvier.

« M. l'Interne, avant de vous rendre compte de l'effet du traitement, j'estime que je dois vous dire mon état de jadis. Je perdais mon urine goutte à goutte, jour et nuit, sans jamais rien sentir, et il s'ensuit naturellement que chez moi, le besoin d'uriner n'était jamais perçu... Si par hasard je faisais un effort pour me retenir, quand je sentais l'urine couler le long de ma jambe, l'effort restait en moi et n'avait aucune action sur la verge : du reste, cette partie du corps semblait complètement inerte.

» C'est le vendredi, 2 heures, que vous m'avez traité. Trois heures après, c'est-à-dire à cinq heures, je fis un effort pour me retenir et pour la première fois, je sentis que mon effort avait de l'action.

» Le lendemain, je sentis deux fois l'envie d'uriner.

» Le dimanche, ce fut la même chose. »

Deuxième injection : 15 cc. sérum.

Troisième injection : 7 janvier.

Les progrès s'accentuent et, à partir du 8, le malade est continent le jour.

Quatrième injection, 12 janvier : 20 cc. sérum.

Cinquième injection : 14 janvier.

« Cette piqûre (en parlant du 12) m'a semblé plus forte que toutes les autres ; cela m'avait tant raffermi les chairs que je pensais pouvoir me retenir complètement à l'avenir. Mais je me suis enrhumé, et les quintes de toux me font perdre quelques gouttes,

Je ne puis, M. l'Interne, me prononcer d'une manière formelle ; mais si j'étais guéri de mon rhume, je crois pouvoir assurer que j'aurais atteint la guérison. »

Sixième injection 16 janvier.

Le malade est continent le jour et en partie la nuit. Je le sonde après une miction volontaire et je trouve 780 gr. de résidu. C. V. = 800 à 850, difficile à évaluer, le malade n'éprouvant alors qu'un vague besoin, et le liquide ne venant au bout de la sonde que sous la pression des grands droits.

Septième injection : 19 janvier. Il a été continent la nuit, grâce au sondage du 16.

Huitième injection 26 janvier : 20 cc. de sérum. C'est la dernière. Le malade a une continence diurne et nocturne.

Je lis dans le mot qu'il me communique :

« Dans la nuit de jeudi à vendredi, j'ai encore perdu un peu d'urine, mais en très petite quantité. Quoique cela, j'ai senti trois fois le besoin d'uriner. Le vendredi, dans le jour, l'envie m'a pris cinq fois, et la nuit de vendredi à samedi, j'ai dû me relever quatre fois. C'est la première fois depuis la fin de 98 que je n'ai pas perdu une goutte d'urine dans mon lit. »

Résidu : 680 grammes.

4 *février*. — Est continent le jour, mais pas complètement la nuit. Le pourcentage des urines involontaires est de 10/100, 24 0/0.

8 *février*. — L'état s'améliore. Voici l'actuel : Le jour, il est continent, urine quand il veut ou lorsqu'il en ressent le besoin.

La nuit se passe ainsi : il s'endort tard et urine à ce moment volontairement.

Se réveille deux fois dans le courant de la nuit.

Vers quatre heures du matin, il commence à perdre goutte à goutte et à son réveil, émet 300 grammes d'urine volontairement.

9 *février*. — Le malade a été sondé à neuf heures du soir : 500 grammes de résidu. Dans la nuit, deux mictions de 300 grammes et une à son réveil, ce qui porte à 1500 grammes l'urine éliminée en 12 heures. Je recommande au malade de moins boire.

14 *février*. — Le malade a été sondé quatre fois, avec lavages boriqués consécutifs.

Hier, 300 grammes de résidu.

15 *février*. — A ma visite, je le sonde : 150 grammes de résidu. C, V. = 300 grammes.

Les urines sont plus belles.

L'œdème a disparu.

Le malade prétend qu'il retient aussi bien les urines que jadis ; mais sa chemise est marquée de quelques gouttes d'urine émises involontairement.

Il me fait la remarque suivante : la position couchée favorise la perte involontaire de ses urines.

20 *février*. — Même état au point de vue de la continence. Urines claires. Quantité : 1600 grammes. 250 grammes perdus involontairement.

Résidu : 200 grammes. CV : 300 grammes.

TROISIÈME PARTIE

THÉRAPEUTIQUE CURATIVE

CHAPITRE PREMIER

IODURE DE POTASSIUM ET IODIPINE

Sicard avait tenté, en 1900, l'injection d'iodure de potassium dans le liquide céphalo-rachidien des tabétiques. Cette méthode n'ayant pas donné de résultats très probants et n'ayant pas été employée depuis lors, nous n'entreprendrons pas l'étude de ce procédé, abandonné dès son apparition.

Nous aurions désiré nous étendre davantage sur les injections épidurales d'iodipine, pratiquées par Duhot (de Bruxelles) à la période ataxique. Malheureusement les documents que nous attendions, et qui ne se trouvent point à la Bibliothèque de la Faculté, ne nous sont qu'incomplètement parvenus. Nous ne pouvons donc donner ici que de très vagues indications.

L'iodipine, ou huile de sésame iodée, est un produit liquide, plus ou moins épais et visqueux, de couleur brunâtre, insoluble dans l'eau et dans l'alcool, soluble dans l'éther. Elle possède les mêmes indications thérapeutiques que les iodures, mais elle est en général mieux tolérée et ne détermine pas d'accidents d'iodisme.

Elle a été utilisée par Duhot chez les ataxiques en injections épidurales de 10 centimètres cubes, ce qui, pour la solution à 25 p. 100, correspond à 2 gr. 50 d'iode ou

3 gr. 50 d'iodure de potassium. La durée d'introduction de cette quantité d'huile est en moyenne de quatre minutes.

Cette médication, absolument inoffensive, paraît avoir une action particulièrement favorable sur les symptômes douloureux, tandis que les troubles moteurs n'en reçoivent qu'une très légère amélioration. Duhot conseille de l'associer aux autres modes de traitement. Deux observations positives ont été publiées. Nous les transcrivons ici.

OBSERVATION PREMIÈRE
(Duhot, 1901)

M. X..., 65 ans, avocat, a contracté la syphilis à l'âge de 25 ans. Ne se souvient plus exactement du traitement suivi. Le traitement a consisté en pilules et iodure de potassium, mais pendant deux à trois mois pour toute la durée de la cure. Prétend ne jamais s'être ressenti ni aperçu de rien. S'est marié dix ans après le début du chancre et a eu trois enfants qui semblent absolument sains et dont deux à leur tour ont déjà des enfants.

A 55 ans, a eu un ptosis de la paupière supérieure droite.

Ce ptosis n'a disparu qu'incomplètement, sous l'influence de l'iodure de potassium. Peu de temps après, des troubles de la vue et de la marche se sont manifestés. Le malade n'y attache d'importance que lorsque les accidents sont devenus réellement gênants. Il croyait avoir du rhumatisme. Un médecin, consulté alors, diagnostique le tabes, mais n'entreprend pas de traitement spécifique. L'électricité en a fait tous les frais. L'ataxie se développe de plus en plus et le malade ne peut plus marcher qu'au moyen de cannes. Le syndrome tabétique est au complet. Violentes crises gastriques, douleurs fulgurantes en ceinture et dans les membres inférieurs. Constipation opiniâtre et rétention d'urine. Larges zones d'insensibilité cutanée.

Du 3 mai au 15 juin 1903, le malade reçoit dix injections épidurales de 10 cc. d'iodipine à 25 0/0.

Aucun changement appréciable pendant le traitement. Senti-
ment de fatigue, de gêne à la région sacrée. Le traitement est cependant bien supporté.

Nous étant absenté pendant le mois d'août, nous revoyons le
malade en septembre.

L'état général est considérablement amélioré. Le malade peut
marcher sans canne, ce qu'il ne pouvait faire auparavant. La
marche cependant est encore loin d'être assurée, mais la stabilité
est suffisante pour pouvoir avancer sans point d'appui. Les crises
gastriques, les douleurs fulgurantes surtout ont notablement diminué en nombre et en intensité. La miction est meilleure et la
constipation moins opiniâtre.

OBSERVATION II

(Duhot)

M. X..., notaire, 50 ans, a contracté la syphilis à l'âge de 30 ans.
A pris pendant 6 à 8 mois des pilules de Ricord. Le malade a cessé
le traitement à cause de la stomatite qui lui était survenue. Les
accidents ataxiques se sont manifestés vers l'âge de 45 ans. Le malade s'est aperçu d'une indécision dans la marche, d'une grande
facilité de chute, d'une difficulté à descendre les escaliers sans le
secours de la rampe. Il lui semble marcher continuellement sur des
tapis. Survient alors un trouble de la vue et de la diplopie, qui en-
gagent le malade à consulter un oculiste. Le mal est reconnu, mais
encore une fois aucun traitement spécifique n'est ordonné.

L'année dernière, le malade a subi dans un établissement spécial
une cure de rééducation des mouvements, sans aucun traitement
spécifique. Au dire du malade, une certaine amélioration sembla
se manifester dans la marche, mais elle ne tarda pas cependant à
disparaître. Les douleurs fulgurantes devinrent alors de plus en
plus fréquentes et violentes.

Nous avons vu le malade au commencement de juillet 1903. La
marche est hésitante, le malade talonne fortement, mais il peut
cependant se mouvoir sans l'aide de canne. Il éprouve des difficul-
tés très grandes pour descendre un escalier.

Les douleurs fulgurantes sont très fortes, surtout par les temps
humides. Constipation opiniâtre. Gêne de la miction, rendue plus

difficile encore par un certain degré d'hypertrophie de la prostate. Il existe un mal perforant plantaire droit. La sensibilité est fortement émoussée. On peut enfoncer une épingle sans douleur sur toute la surface cutanée, excepté à la figure et aux oreilles.

En juillet 1903, le malade reçoit huit piqûres de 10 cc. d'iodipine.

Repos en août. En septembre, quatre nouvelles piqûres. Le traitement est bien supporté.

A la suite de ce traitement, la marche est devenue un peu moins hésitante, la miction plus facile et les selles plus régulières ; mais les douleurs fulgurantes ont été notablement améliorées.

CHAPITRE II

FIBROLYSINE

L'étude des propriétés spéciales de la fibrolysine devait naturellement conduire à l'emploi de cette substance dans la thérapeutique du tabes.

Composition. — La fibrolysine, composition de thiosinamine et de salicylate de soude, a été réalisée en 1905 par Mendel, dans la proportion d'une partie de thiosinamine pour 1/2 de salicylate.

C'est une poudre blanche, cristalline, facilement soluble dans l'eau, s'altérant en présence de l'air et de la lumière. Aussi ses solutions doivent-elles être conservées en ampoules de verre brun, scellées à la lampe aussitôt après leur préparation. Ces ampoules, stérilisées à l'autoclave pendant une heure à 115 degrés, sont actuellement livrées au commerce sous le nom de fibrolysine Merck, et renferment dix centimètres cubes d'une solution contenant 1,5 partie de sel pour 8,5 d'eau. Chaque ampoule représente ainsi 0,10 centigrammes de thiosinamine par centimètre cube.

Propriétés. — La fibrolysine est rapidement dédoublée dans l'organisme en salicylate de soude et thiosinamine. Or, ou sait depuis Hébra (1892) que la thiosinamine (allyl-

sulfocarbamine au point de vue chimique) a la propriété
de ramollir les tissus cicatriciels ou de sclérose.

Usages thérapeutiques. — La fibrolysine a été ainsi employée, en injections sous-cutanées, intra-musculaires ou
intra-veineuses, dans un grand nombre de cas de sclérose
cutanée ou viscérale ; elle a été en particulier appliquée
au traitement du tabes par Pope, en Amérique, et est devenue d'un usage courant en Allemagne surtout, où de
nombreuses monographies, parmi lesquelles nous citerons
celle de Müller, ont été publiées sur les résultats plus ou
moins satisfaisants obtenus. Elle a été moins étudiée en
France à ce point de vue. M. le docteur Bossan (de Nice)
nous a communiqué une observation très intéressante de
tabes amélioré par la fibrolysine intra-musculaire.

En 1907, Lhermitte et Lévy publièrent à la Société de
Neurologie le seul cas de tabes, jusqu'à présent signalé
dans la littérature médicale, traité par les injections sous-
arachnoïdiennes de fibrolysine. Comme pour le mercure,
il était, en effet, naturel de porter directement au contact
des racines et des cordons postérieurs la substance, ainsi
destinée à ramollir et à détruire le tissu en sclérose enser-
rant les fibres nerveuses.

Comme on peut s'en rendre compte par la lecture de
l'observation rapportée plus loin, Lhermitte et Lévy ont
pu constater chez leur malade :

1° La disparition presque complète des troubles de la
sensibilité objective et une forte diminution des troubles
de sensibilité subjective (douleurs) ;

2° La restauration de la marche sans rééducation préalable. Nous avons seulement recommandé à notre malade de rester le moins possible au lit, de faire quelques
mouvements, de s'essayer à marcher, mais sans, à vrai

dire, lui donner d'indications précises, et pratiquer la rééducation. Nous avons agi ainsi comme dans les cas de
rétrécissements œsophagiens ou uréthraux, où, concurrem-
ment avec la fibrolysine, on essaie la dilatation mécani-
que. »

3° Enfin, une diminution considérable de l'ataxie.

Ces résultats étaient donc particulièrement encoura-
geants, et la réaction consécutive s'était bornée à une simple recrudescence des douleurs fulgurantes. Cependant,
malgré des améliorations analogues, mais non publiées,
Lhermitte dut, ainsi qu'il résulte d'une lettre qu'il a bien
voulu nous adresser, renoncer à cette méthode en raison
de l'intensité des phénomènes réactionnels observés dans
certains cas. « Aussi, au lieu d'injecter dans le sac arach-
noïdo-pie-mérien la fibrolysine ou la thiosinamine dissoute
dans une solution d'antipyrine, j'ai essayé de faire ab-
sorber le médicament par la voie épidurale, dans les cas
de tabes inférieur bien entendu. » Les conséquences de
cette nouvelle application de la méthode ont été également
favorables, portant surtout sur la sédation des phénomènes douloureux.

OBSERVATIONS

(Lhermitte et Lévy, 1907)

Notre malade est un homme de 57 ans, marin de son état. Comme
antécédents, il signale des accès impaludiques contractés au Mexi-
que en 1863 et qui récidivèrent pendant sept à huit ans. A l'âge
de 27 ans, à Saïgon, il est atteint d'une blennorrhagie et d'un chancre sur lequel il ne peut donner de détails. Il ne présenta à la suite
ni céphalées, ni plaques muqueuses, ni éruptions d'aucune sorte.
Cependant, on lui fit suivre un traitement de 90 jours à l'iodure de
potassium.

A l'âge de 39 ans, il eut une dysenterie grave qui le tint deux mois au lit.

La maladie actuelle a débuté il y a environ trois ans. Les premiers symptômes consistèrent en douleurs fulgurantes des membres inférieurs. Il entre dans le service de M. Vidal, où on lui fait une ponction lombaire dont le résultat histologique fut négatif. Rapidement, des troubles de la marche survinrent. A ce moment, le malade n'aurait pas présenté d'autres phénomènes.

Il entre à la Salpêtrière, où il reste quelque temps, et où on fait le diagnostic de tabes. Nous avons retrouvé l'examen oculaire pratiqué à cette époque par M. Dupuy-Dutemps : aucune lésion du fond de l'œil, pas de paralysies oculaires, inégalité pupillaire, la pupille droite étant en mydriase. Les deux pupilles réagissent bien et accommodent normalement. Pendant son séjour à la clinique, on le soumet au traitement par le radium, qui l'aurait amélioré.

Depuis deux ans sont survenus de la diplopie, avec vision de points noirs, des troubles de la marche (le malade se meut à grand'peine à l'aide de cannes et tombe dans l'obscurité).

Depuis quelques jours il accuse des douleurs gastriques avec vomissements. Il n'y a pas de troubles urinaires : la miction est normale, mais la sensation d'évacuation de la vessie n'existe pas. Il est constipé et se plaint aussi d'agénésie. Il dit avoir maigri considérablement depuis un an.

Examen objectif. — *Réflexes.* — Les réflexes rotuliens sont abolis, le réflexe achilléen persiste à peine du côté gauche. Réflexes crémastériens et abdominaux très vifs. Réflexe plantaire indifférent, réflexe olécrânien très diminué à droite, normal à gauche ; les radiaux et extenseurs de l'avant-bras réagissent faiblement à droite et normalement à gauche ; réflexes des pectoraux, des masséters, des sourcilliers intacts.

Sensibilité. — a) *Cutanée* — Çà et là, hyperesthésie au tact, surtout accentuée à la face interne des cuisses. Il y a de l'anesthésie à la piqûre à la jambe droite, de l'hypoesthésie à la gauche. La cuisse et le pied ont une sensibilité normale. La sensibilité thermique est intacte.

b) *Articulaire.* — Conservée.

c) *Viscérale*. — Anesthésie épigastrique à la pression, hypo esthésie du goût.

Motilité. — Force musculaire très diminuée à droite. La marche est à peu près impossible.

Incoordination très nette, plus considérable pour la moitié droite du corps. Signe de Romberg. Atrophie musculaire diffuse.

Examen des yeux. — Inégalité pupillaire : la pupille droite en mydriase réagit à peine à la lumière. La réaction à la lumière de la pupille gauche est paresseuse.

Nous avons fait à ce malade quatre injections de fibrolysine de 2 cc. chaque. La première eut lieu le 20 septembre, la deuxième le 27, la troisième le 7 octobre et la quatrième le 16.

A la suite de chaque injection, pas d'incidents notables, sauf une légère recrudescence des douleurs fulgurantes. Dès la seconde injection, le malade, que nous incitions à marcher sans canne, fait des essais heureux et nous annonce la réapparition de la sensation du sol. L'exploration de la sensibilité à ce moment nous montre qu'elle est presque revenue à la normale.

Nous donnons ci-dessous le deuxième examen du malade, pratiqué le 28 octobre après la quatrième injection :

Réflexes. — Ne sont pas sensiblement modifiés.

Sensibilité. — a) *Cutanée*. — Au tact, complètement réapparue sur les membres inférieurs. Le malade localise bien les sensations.

A la douleur, très légère altération de la sensibilité à la jambe droite où existait de l'analgésie complète.

b) *Articulaire*. — Intacte.

Motilité. — La marche s'effectue assez bien, sans trop de talonnement, malgré une ancienne fracture de jambe. L'incoordination est très notablement améliorée et a presque complètement disparu au membre supérieur ; à peine perceptible aux membres inférieurs. Le Romberg est positif.

Comme phénomènes subjectifs, notons que les douleurs fulgurantes sont très diminuées d'intensité et que les crises gastriques n'ont pas reparu.

CHAPITRE III

SELS MERCURIELS

Historique. — La première introduction de sels mercuriels dans les voies rachidiennes paraît avoir été tentée par Schachmann, dont les résultats furent communiqués en 1901 par Gaucher, à la Société Médicale des Hôpitaux. Il est intéressant de noter commer Schachmann arriva à l'expérimentation de ce procédé et quel fut le point de départ de la thérapeutique employée.

Il observa, d'une part, que les syphilides papuleuses généralisées d'une syphilitique disparaissaient plus rapidement au niveau des fesses, siège d'injections intra-musculaires de benzoate de mercure ; d'autre part, qu'au cours d'un traitement mercuriel chez une syphilitique ayant deux gommes cutanées, l'une, placée sous emplâtre de Vigo, guérissait beaucoup plus vite que celle sur laquelle n'avait été exercée aucune médication locale. « Ce double fait d'observation expérimentale, dit-il, nous démontra que l'effet du traitement est précipité, augmenté, complété par le contact intime du mercure avec la lésion syphilitique. En faisant un pas de plus dans ce raisonnement, nous nous demandâmes s'il n'y avait pas lieu d'établir cette intimité de contact entre agent médicamenteux et lésions, dans les lésions syphilitiques, où l'effet du mercure est tardif et incomplet, quand il n'est pas nul ; nous voulons parler des lésions syphilitiques du système nerveux, radiculaires, médullaires et cérébrales. »

De là à appliquer ce nouveau mode de traitement aux lésions, sinon syphilitiques, du moins parasyphilitiques, ou même simplement scléreuses du système nerveux, il n'y avait pas loin, et cette étape fut franchie par Marchand, qui essaya de traiter la paralysie générale par les injections sous-arachnoïdiennes de mercure et d'iodure de potassium.

D'ailleurs, les travaux de Launoy et Leroux, de Viron, ayant montré que le mercure ne passe pas dans le liquide céphalo-rachidien, coïncidant, d'autre part, avec la communication de M. le professeur Grasset à la Société de Neurologie, conseillant le traitement spécifique dans toutes les maladies organiques des centres nerveux, même sans syphilis antérieure, il devenait logique de porter directement le mercure au siège anatomique des lésions, pour tous expérimentateurs, partisans ou non de l'origine syphilitique du tabes et de la paralysie générale.

De fait, Sicard, en 1903, injecta, le premier, croyons-nous, deux à trois milligrammes de bi-iodure de mercure dans le liquide céphalo-rachidien de deux tabétiques, et constata dès cette époque des résultats favorables, consistant surtout en modifications des troubles de la sensibilité et des sphincters.

De son côté, Duhot expérimentait les injections de ces sels par la voie épidurale.

Les injections intra-rachidiennes de sels mercuriels dans l'ensemble des affections du système nerveux central, viennent d'être étudiées d'une façon très complète dans la thèse récente de Lévy, que M. Sicard a eu l'amabilité de nous envoyer au moment où nous commencions la rédaction de ce travail .Nous nous permettrons de lui faire quelques emprunts, en ce qui concerne la thérapeutique spéciale du tabes.

Les deux voies sous-arachnoïdienne et épidurale ont été employées ici, la première presque exclusivement par Sicard et ses élèves, la seconde par Duhot.

SELS. — Ce sont surtout le benzoate, le bio-iodure et le cyanure de mercure dont nous rappellerons brièvement les principaux caractères et le mode d'emploi.

1° *Benzoate de mercure.* — Sel blanc, cristallisé, très peu soluble dans l'eau, soluble dans une solution de chlorure de sodium ; il contient 45,25 pour 100 de mercure. La solution la plus fréquemment employée est la suivante, préconisée par Gaucher :

$$
\text{Formule}
\begin{cases}
\text{Benzoate de mercure.} & . & \text{1 gr.} \\
\text{Chlorure de sodium.} & . \quad . & 0{,}75 \\
\text{Eau distillée stérilisée.} & . \quad . & \text{100 gr.}
\end{cases}
$$

Elle a l'avantage d'être très sensiblement isotonique.

2° *Bi-iodure de mercure.* — Poudre rouge vif, insoluble dans l'eau, peu soluble dans l'alcool, soluble dans les iodures alcalins, avec lesquels elle forme des sels doubles, soluble encore dans les huiles fixes. Le bi-iodure contient 44.05 pour 100 de mercure. Ses solutions dans l'iodure ne coagulent pas l'albumine.

$$
\text{Formule}
\begin{cases}
\text{Biiodure de mercure.} & . \quad . & \text{1 gr.} \\
\text{Iodure de sodium.} & . \quad . \quad . & \text{2 gr.} \\
\text{Eau distillée stérilisée.} & . \quad . & 100
\end{cases}
$$

3° *Cyanure de mercure.* — Sel blanc, cristallisé, sans odeur, soluble dans l'eau, l'alcool, la glycérine. Le cya-

nure est plus riche en mercure que les précédents ; il en
contient 79,4 pour 100 à l'état dissimulé. Ne donne pas
de précipités avec les alcaloïdes, et peut ainsi être addi-
tionné de cocaïne ou stovaïne. Très toxique, amenant facilement des phénomènes d'intoxication.

$$\text{Formule}\begin{cases}\text{Cyanure de mercure.} & . & . & . & 1\\ \text{Chlorure de sodium.} & . & . & 0{,}75\\ \text{Eau distillée stérilisée} & . & . & 100\end{cases}$$

Doses. — Pour le benzoate : 1 centigramme.
Pour le bi-iodure : 2 à 10 milligrammes.
Pour le cyanure : 1 à 5 dixièmes de milligramme.

MODE D'ACTION. — Le principe de ces injections, suivant
Sicard, est le suivant : « Il s'agit de provoquer, à l'aide
d'une injection arachnoïdienne lombaire, une réaction méningée locale suffisante pour troubler la vascularisation
médullo-radiculo-ganglionnaire, et libérer, au moins en
partie, les racines et les culs-de-sac lepto-méningés des
infiltrats embryonnaires qui les enserrent. » Quelle que
soit la substance injectée, le mécanisme est analogue.

Les autopsies de trois malades ayant reçu des injections, soit d'eau chlorurée novocaïnée, soit de sérum anti-
méningococcique, ont permis à Sicard et Salin de constater qu'il en était réellement ainsi. Ils ont rapporté à la
réunion de la Société de Biologie du 25 juin 1910, le résultat de leurs examens : « On pouvait noter dans deux
cas récents, une congestion vasculaire intense, localisée
surtout au département sacro-lombaire lepto-méningé pos-
térieur, s'étendant en hauteur jusqu'au niveau de la région
dorsale supérieure. A la coupe, il existait une infiltration
lympho-polynucléaire prépondérante au niveau des vaisseaux spinaux postérieurs, des racines postérieures et des
culs-de-sac ganglionnaires rachidiens. »

Nous avons eu nous-même, en février 1910, l'occasion d'observer des faits analogues dans un cas de méningite traitée par les injections intra-rachidiennes d'électrargol et de sérum de Dopter, dans le service de M. le **professeur** Carrieu. L'autopsie de ce malade permit, en effet, de constater au niveau de la région lombaire inférieure, siège des ponctions, un foyer limité de vascularisation et de congestion extrêmes des méninges.

Les sels de mercure, comme le démontrent les analyses de liquide céphalo-rachidien, ont évidemment le même mode d'action, et déterminent le même processus méningé. Sicard ne voyait dans les premiers résultats favorables, obtenus en 1903, par injections de bi-iodure, que « l'effet d'une révulsion banale au niveau des racines postérieures et des culs-de-sac radiculo-ganglionnaires, et non pas l'action d'une médication spécifique ».

INCONVÉNIENTS. — Cette réaction méningée assez intense, ainsi déterminée, entraîne chez le malade une série de phénomènes plus ou moins pénibles : céphalée, fourmillements, engourdissements, ou même douleurs vives dans les membres inférieurs, rétention d'urine et constipation, élévation de température pouvant atteindre 38°5.

RÉSULTATS OBTENUS. — Les observations de tabétiques traitées par les injections infra-rachidiennes de sel de mercure, sont en nombre très restreint. Sicard, dont la technique est actuellement modifiée, employa d'abord cette méthode et dit en avoir obtenu de bons effets. Mais ses résultats n'étaient points différents de ceux qu'il obtenait avec Descomps, par l'injection chez les tabétiques d'une solution d'eau distillée, stérilisée, alcoolisée à 10 ou 15 degrés, et renfermant un centigramme de stovo-cocaïne par centimètre cube, et consistaient seulement en amélioration des troubles de la sensibilité, et parfois des troubles sphinctériens.

La seule observation réellement complète publiée jusqu'à ce jour, est celle que Lévy rapporte dans sa thèse : nous n'y trouvons qu'une disparition des douleurs fulgurantes prolongée pendant huit mois. Le malade ne se trouvait d'ailleurs qu'à la période pré-ataxique, et par là, même cette observation n'est nullement concluante.

De son côté, Duhot ne signale aucune amélioration par les injections épidurales.

MÉTHODE DE SICARD

Elle constitue une variante des méthodes étudiées jusqu'à présent. Son principe a été consigné récemment dans la thèse de Lévy et dans une communication que Sicard a faite le 25 juin 1910 à la Société de Biologie.

D'après cet auteur, le traitement mercuriel classique ne peut agir sur les lésions radiculo-ganglionnaires du tabes qui se dérobent à l'action du spécifique derrière leur barrière méningée et leur manchon de sclérose vasculaire. On provoque alors une réaction méningée libératrice par des injections rachidiennes de sérum chloruré isotonique à la dose de trois à quatre centimètres cubes, répétées tous les huit ou quinze jours.

« Lorsque l'accoutumance méningo-médullaire est ainsi appréciée et façonnée chez chaque tabétique, c'est-à-dire à la troisième injection lombaire environ, on ajoute aux trois ou quatre centimètres cubes d'eau chlorurée, un, deux à trois dixièmes de milligrammes de cyanure de mercure. Par cette adjonction, on rend la révulsion méningée plus active et l'on agit directement à l'aide d'un sel mercuriel sur un processus que toutes considérations portent à croire de nature syphilitique. »

Pensant, en outre, que cette réaction méningée provoque des troubles de perméabilité, et favorise le passage, au niveau du liquide céphalo-rachidien, du mercure introduit dans la circulation générale, Sicard conseille de poursuivre concomitamment avec les injections arachnoïdiennes le traitement général classique mercuriel. Le mercure pourrait, de cette façon, agir sur des lésions méningées avivées et les atteindre directement, tout à la fois par la voie du liquide céphalo-rachidien et par celle de la grande circulation. Suivant l'heureuse expression de Lévy, on mercurialise ainsi les méninges de dedans en dehors et de dehors en dedans.

Cette théorie originale et séduisante a été appliquée par Sicard à quatorze cas de tabes inférieur ; les résultats en seraient favorables. A côté des améliorations cliniques, on note la disparition de la réaction de Wassermann dans le liquide céphalo-rachidien, et l'atténuation de la lymphocytose.

Une seule observation détaillée de cette méthode a été donnée jusqu'à ce jour. On la lira plus loin.

OBSERVATION PREMIÈRE

(Duhot, 1902).

Injections épidurales

L. E..., 26 ans, agent de police.

Syphilitique depuis quatre ans, a négligé complètement son traitement ; il vient consulter pour un tabes à la période préataxique.

Dix injections de calomel améliorent le malade. Le signe d'Argyll Robertson disparaît, mais les réflexes patellaires restent abolis. Il eût été intéressant de traiter ce malade dès le début par des injections épidurales ; mais on ne commença que le 4 décembre ce mode de traitement.

4 décembre 1902. — Injection épidurale de 5 cc. de sérum $+$ 0,03 de benzoate de mercure.

Le lendemain, le malade accuse des douleurs lancinantes très fortes dans les jambes. La nuit a été mauvaise. E... semble uriner moins souvent et avec plus de force. Une sécrétion muqueuse du canal se produit.

6 décembre 1902. — Injection de 0,03 de benzoate de mercure sans sérum. Cette injection est fort bien supportée.

11 décembre 1902. — Injection de 0,03 de benzoate. Cette injection produit chez le malade une assez forte douleur.

Le muscle fessier gauche est en contracture permanente douloureuse sans aucun phénomène cutané.

15 décembre 1902. — Nouvelle injection de 0,03 de benzoate de mercure. Cette injection cause une douleur qui rend le travail pénible ; mais au repos, elle est assez supportable.

Pas de résultats appréciables à la suite de ce traitement.

<h3 style="text-align:center">Observation II</h3>

(Lévy, 1910)
Injections sous-arachnoïdiennes

Maurice J..., 39 ans, garçon de café.

On ne trouve pas de syphilis dans les antécédents du malade.

Vient consulter le 22 décembre 1907 pour des douleurs fulgurantes extrêmement intenses datant de 1904.

A l'examen du malade, on constate qu'il s'agit d'un tabétique à la première période. Pas de signe de Romberg, mais signes d'Argyll-Robertson et de Westphal très nets. En outre, inégalité pupillaire marquée, mydriase à droite.

Les douleurs fulgurantes apparaissaient particulièrement la nuit, duraient deux à trois minutes en moyenne. Elles étaient continues depuis trois ans. Et M. J... nous dit qu'il n'est jamais resté huit jours sans en ressentir.

M. J... rentre dans le service de M. le professeur Brissaud, salle Saint-Charles. On commence par lui faire dix-huit piqûres journalières d benzoate de mercure à la dose de 2 centigrammes. Les douleurs fulgurantes persistent avec la même intensité qu'auparavant.

10 *janvier* 1908. — Ponction lombaire. Il sort 8 cc. d'un liqui le clair, renfermant de l'albumine et des lymphocytes en grande quantité. On injecte un centigramme de benzoate de mercure en solution isotonique.

A la suite, douleurs extrêmement violentes pendant cinq heures. Le malade les compare aux douleurs fulgurantes qui, nous dit. il, apparaissaient toutes les demi-secondes. M. J... hurlait de douleur, et l'on fut obli   le faire des piqûres de morphine.

Parésie des membres inférieurs, qui persiste pendant quinze jours. Pas de rétention d'urine. Constipation opiniâtre. Pas de température.

Pendant cinq jours, M. J... éprouve encore quelques élancements douloureux dans les membres inférieurs.

Les douleurs fulgurantes cessèrent totalement pendant huit mois ; depuis cette époque jusqu'à ce jour, elles réapparaissent quelquefois, mais très rarement, tous les mois environ, et sont de peu d'intensité et de peu de durée.

A la suite de l'injection, il se produit une anesthésie en garniture : la verge, la face interne des cuisses, les régions fessière et périnéale ont été complètement insensibles pendant huit mois ; mais actuellement (mai 1910), le retour de la sensibilité est complet.

Après cette injection également, impuissance génitale, qui dura dix-huit mois. Actuellement, la puissance génitale a réapparu, semblable à ce qu'elle était auparavant.

Au point de vue tabes, pas de modifications : réflexes abolis, signe d'Argyll, inégalité pupillaire. Pas d'ataxie, pas de Romberg.

OBSERVATION III

(Lévy)
Méthode de Sicard

D. H..., femme âgée de 69 ans, tabétique, sans ataxie

La malade entre à l'hôpital pour la première fois le 5 décembre

1908, se plaignant de douleurs fulgurantes très vives qui empêchent tout travail et tout repos.

A l'examen, on constate une abolition complète des réflexes rotuliens et achilléens. Le signe d'Argyll-Robertson est des plus nets. Pas de troubles de la sensibilité. Pas de Romberg.

En outre des douleurs fulgurantes, Mme H... se plaint de mictions pénibles, accompagnées d'une sensation de cuisson assez intense.

M. Sicard pratique, le 13 décembre 1908, une ponction lombaire ; on retire environ 6 centimètres cubes de liquide clair, hypertendu, contenant de l'albumine et, au microscope, présentant de nombreux lymphocytes. On injecte ensuite :

> Stovaïne : 0,01 centigramme.
> Eau alcoolisée à 5 degrés : 2 cmc 1/2.

Analgésie partielle pendant 2 à 3 heures. Puis, douleurs assez vives pendant 24 heures.

Immédiatement après, on commence à faire, par voie hypodermique, le traitement mercuriel (13 injections de benzoate de mercure à 0 gr. 02).

Les douleurs fulgurantes ne cessent que partiellement.

28 décembre. — Nouvelle injection de ›

> Stovaïne : 0,01 centigramme.
> Eau alcoolisée à 5 degrés : 3 cmc.

Les douleurs provoquées par l'injection sont vives. Ce sont des douleurs en ceinture, accompagnées d'engourdissement des membres inférieurs, cessant au bout de 24 heures.

L'examen microscopique du liquide céphalo-rachidien montre une polynucléose importante, ce qui prouve bien que l'introduction du liquide dans le canal a produit une réaction méningée violente.

On recommence à injecter par voie hypodermique du benzoate de mercure, et au bout de cinq jours, les douleurs fulgurantes ont complètement cessé.

En *juin* 1909, la malade revient à la consultation du docteur Sicard.

Les douleurs fulgurantes avaient complètement cessé pendant

six mois. Elles ont réapparu ces jours-ci. M. Sicard pratique une nouvelle injection au même taux que précédemment, suivie d'un nouveau traitement mercuriel par voie hypodermique (18 injections de benzoate de mercure à 0,02 centigr.).

Depuis, plus de douleurs fulgurantes.

Mais, *en mai* 1910, apparaissent des troubles vésicaux, témoignant d'une infection vésicale assez accentuée. Les douleurs fulgurantes n'ont pas réapparu, mais il commence à exister un léger degré d'ataxie. On recommence le même traitement qui donna par deux fois de si appréciables résultats.

27 mai. — Les douleurs vésicales sont moins violentes. Après les ponctions, il y eut quelques douleurs peu intenses dans les membres inférieurs. La séro-réaction de Wassermann, positive dans le sang et le liquide céphalo-rachidien avant, est négative après l'injection.

CHAPITRE IV

ELECTRO-MERCUROL

Le mercure colloïdal a été préparé pour la première fois à peu près simultanément par Charpentier et Guilloz, à Nancy, Stodel à Paris (1907). C'est la méthode de ce dernier qui est presque exclusivement employée aujourd'hui.

Le mercure colloïdal fut d'abord appliqué au traitement général de la syphilis, dans ses formes cutanées et osseuses, par voie intra-musculaire ou intra-veineuse. Puis, M. le professeur Carrieu, Claude et Lhermitte, Claisse et Joltrain essayèrent les injections intra-rachidiennes de ce corps dans les manifestations nerveuses de la syphilis (myélites, méningites aiguës, etc.), et en obtinrent d'excellents résultats, confirmés depuis par les différents auteurs qui se sont occupés de la question.

Dès 1908, notre maître, M. le professeur Carrieu, appliqua la méthode colloïdale au traitement du tabes. Deux malades furent ainsi améliorés, et leurs observations, communiquées au Congrès du Budapesth de 1909. Telle fut l'origine de cette pratique, méthodiquement appliquée depuis lors dans son service, sauf contre-indications indiquées plus tard, et dont nous allons fidèlement rapporter les résultats.

Mais, auparavant, il nous semble nécessaire de rappeler les principales propriétés des métaux colloïdaux, si différents par leur nature et par leur mode d'action des substances pharmaceutiques employées jusqu'à ce jour. Nous les résumerons aussi brièvement que possible, d'après les excellentes monographies de Bousquet et Roger, de Stodel et de Joltrain.

I. Généralités sur les métaux colloïdaux

Définition. — Graham avait défini comme substances colloïdes un groupe de corps ne dialysant que lentement à travers une membrane de parchemin, et se présentant sous forme gélatineuse. Il opposait ainsi les colloïdes (albumine, hémoglobine) aux cristalloïdes, ayant les caractères inverses, c'est-à-dire dialysant facilement dans les mêmes conditions, et se présentant sous l'état fluide.

En réalité, les progrès de la physico-chimie tendent à restreindre de plus en plus cette division artificielle, et l'on sait aujourd'hui que la plupart des corps peuvent, suivant les cas, prendre l'état colloïdal comme l'état cristalloïde. Il en est ainsi en particulier des métaux, substances éminemment cristalloïdes de par leur nature et qui, depuis plusieurs années, ont été, sous forme colloïdale, introduits en thérapeutique courante, tels l'argent, l'or, le platine, le palladium, le mercure, etc. Dans cet état, le métal est réduit en particules extrêmement fines, ultra-microscopiques, tenues en suspension dans un liquide.

Préparation. — Les métaux colloïdaux sont obtenus par deux procédés :

1° Méthode chimique, soit par action d'un réducteur

puissant, d'où les hydrosols, soit par précipitation, d'où les organosols ;

2° Méthode électrique, basée sur l'action désagrégeante de l'arc voltaïque jaillissant entre deux électrodes de même métal plongeant dans de l'eau distillée. L'étincelle pulvérise l'extrémité de l'une des électrodes, en général la cathode, et il se forme au lieu du liquide un nuage qui, petit à petit, se répand dans toute la masse ; on continue l'opération jusqu'à ce que le liquide soit assez foncé pour qu'on ne voit plus l'étincelle lorsque celle-ci jaillit à 2 centimètres au-dessous de la surface du liquide. Si l'on poussait plus loin, on aurait un dépôt de poudre métallique.

Cette seconde méthode, ou méthode de Bredig, est la plus généralement employée. Elle réunit le double avantage de donner des produits plus purs et permet, comme on le voit, d'obtenir, suivant la durée de l'opération, une teneur plus ou moins grande en métal. En outre, suivant l'intensité du courant, la grandeur et la forme des électrodes, la température, elle permet de faire varier les dimensions, le volume et par conséquent la surface des granulations métalliques.

Ce procédé électrique a été appliqué par Stodel en particulier à la préparation du mercure colloïdal. La teneur, qui était au début de 0,25 à 0,40 p. 1000, est actuellement de 1,25 p. 1000, de telle sorte que 3 à 5 cc. de cette solution correspondent à 0,02 cgr. de bi-iodure ou de benzoate, au point de vue de la teneur en mercure métallique.

Les solutions colloïdales ainsi obtenues sont stabilisées par addition d'une quantité minime de substances naturellement colloïdales, telles que gélatine ou empois d'amidon, isotonisées par addition de chlorure de sodium, enfin stérilisées.

Propriétés physiques. — Livrées au commerce, en ampoules d'une contenance de 5 cc. en général, ces solutions colloïdales présentent une coloration variable, suivant le métal. Elles sont opalescentes, transparentes et dichroïques. Ainsi celles de mercure sont jaunâtres par transparence et présentent, au contraire, un reflet grisâtre lorsqu'elles sont examinées par réflexion.

Les particules solides en suspension ne sont pas visibles directement, mais peuvent être mises en évidence par un artifice analogue à celui qui permet de déceler les poussières atmosphériques dans une chambre obscure, où vient tomber un rayon de soleil que l'observateur examine latéralement. C'est le phénomène de Tyndall, réalisé par l'ultra-microscope. Grâce à cet appareil, une solution colloïdale se montre sous l'aspect d'un fond noir sur lequel se détachent une multitude de points brillants, donnant l'impression classique d'un ciel sombre constellé d'étoiles.

Ces particules solides et brillantes sont animées de mouvements caractéristiques qui sont les mouvements browniens.

Abandonnées à elles-mêmes, les solutions colloïdales de mercure, même stabilisées, laissent déposer des granules qui tombent au fond du tube et y forment un dépôt très fin. Mais, d'après Stodel, ces grains ainsi déposés possèdent la propriété de reprendre par agitation leur état primitif de suspension colloïdale, de telle sorte qu'un examen au microscope ne montre aucune agglomération, tandis que l'examen à l'ultra-microscope donne à nouveau l'aspect caractéristique déjà décrit.

La division du métal des solutions colloïdales en particules excessivement fines (5 à 15 $\mu\mu$) permet de concevoir quelle grande étendue de surface présente l'ensemble des granulations contenues dans 1 millimètre cube. Le calcul n'a pas été fait pour le mercure. Pour l'or, Szigmondy a calculé qu'une solution titrant 0,05 par litre contient un milliard de granules par millimètre cube et que la surface de ces granulations est (de 625 mètres carrés par millimètre cube. Ces faits montrent le rôle tout spécial des solutions colloïdales dans les phénomènes d'adsorption, communs à toutes les surfaces.

PROPRIÉTÉS ÉLECTRIQUES. — Les propriétés électriques des solutions colloïdales présentent un intérêt tout particulier en ce sens qu'elles établissent une distinction absolue entre elles et les solutions de sels métalliques, celles-ci obéissant aux lois de l'électrolyse, les premières à celles de la cataphorèse.

Etant donnée une solution d'un sel quelconque, le NaCl par exemple, on sait que le passage du courant entre 2 électrodes plongées dans ce liquide détermine la décomposition du sel en ions de signes contraires qui se portent aux électrodes correspondantes ; ainsi, l'ion Cl — se porte à l'électrode +, l'ion Na + à l'électrode —.

Dans une solution colloïdale au contraire, il y a transport en masse de particules métalliques vers une seule des électrodes. C'est ainsi qu'un courant passant dans un tube en U contenant de l'électromercurol, on voit l'une des branches du tube devenir de plus en plus foncée, tandis que l'autre s'éclaircit. Le mercure est transporté à l'électrode + ; il est donc électronégatif —. Ce transport électrique des colloïdes peut encore être observé sous l'ultramicroscope, grâce au dispositif de Comandon.

L'état électrique du métal des solutions colloïdales expliquera peut-être un jour soit l'état de suspension du métal, soit les mouvements browniens que présentent ses granulations.

Propriétés chimiques. — Les solutions colloïdales non stabilisées précipitent par addition d'électrolytes, de solutions de signes contraires... etc.

Propriétés catalytiques. — Les métaux colloïdaux sont doués du pouvoir catalytique, c'est-à-dire augmentent la vitesse des réactions chimiques sans subir eux-mêmes de modifications. Il agissent ainsi à doses infinitésimales, et les études de ce pouvoir catalyptique les rapproche du groupe organique des diastases légitimant ainsi les noms de ferments inorganiques ou de ferments métalliques qui leur ont été donnés par Bredig et Robin.

Le pouvoir catalytique augmentant avec la surface, on conçoit qu'il soit d'autant plus élevé que les particules métalliques sont elles-mêmes plus petites ; il est par conséquent en rapport avec le phénomène de l'adsorption.

Action thérapeutique. — *Action bactéricide.* — Les métaux colloïdaux ont une action particulièrement intense sur les micro-organismes in vitro ou in vivo. C'est ainsi que Stodel et Mlle Cenevodeanu ont étudié l'action du mercure colloïdal électrique sur le bacille typhique, le vibrion cholérique, le staphylocoque pyogène, le bacille de Friedlander, la bactéridie charbonneuse, le colibacille. Ils ont déterminé que son pouvoir antiseptique est supérieur à celui du sublimé ; l'addition de 3 gouttes d'une solution de Hg, colloïdal à 0,50 par litre (c'est-à-dire 0,000075 de Hg), soit une teneur en mercure de 1 p. 132.000, arrêtait presque complètement le développement du Friedlander, de l'Eberth et du staphylocoque dans des cultures de 10 cmc. de gélose.

Toxicité. — Les expériences de Gompel et Henri, Netter, Hédon et Bertin-Sans, Etienne, Foa et Aggazotti ont montré que les métaux colloïdaux sont presque entièrement dépourvus de toxicité. Pour l'électromercurol, l'expérimentation en a été réalisée sur le lapin par Stodel, et l'étude histologique des organes pratiquée par Aubertin a montré qu'après des doses égales les lésions produites par le biiodure sont très étendues, tandis qu'elles sont insignifiantes avec l'électromercurol. Il se développe, au contraire, dans ce dernier cas une lutte et une défense contre les intoxications, mises en évidence par les caractères morphologiques caractérisant l'hyperfonctionnement polyglandulaire antitoxique.

Absorption, élimination.— L'électromercurol injecté par voies sous-cutanée, intra-musculaire ou intra-veineuse, ne passe pas dans le liquide céphalo-rachidien.

Comme les autres colloïdaux, il doit être éliminé par l'urine, au niveau des *tubuli contorti.*

Action sur la température. — Élévation passagère marquant la réaction de l'organisme. — Citons à ce sujet les travaux de Gompel et Henri, Ascoli et Izar.

Action sur l'appareil circulatoire. — a) *Pouls.* — Non modifié (Gompel et Henri) ou légèrement accéléré (Robin) ;

b) *Tension.* — Élévation très légère ;

c) *Sang.* — Production d'une leucocytose polynucléaire passagère (1). Augmentation du pouvoir phagocytaire et du pouvoir opsonique des sérums (Bossan et Marcelet).

---

(1) Nous avons obtenu récemment des résultats un peu différents. L'examen du sang d'un tabétique pratiqué 2 jours avant et 2 jours après une injection sous arachnoïdienne de 2 cc. d'Electr.-Hg. à 1 mmg 1/4 nous a donné les chiffres suivants :

Action sur la nutrition. — Elévation du coefficient azoturique (Charrin, Robin, Ascoli et Izar) et du quotient respiratoire (Robin).

II. — ELECTRO-MERCUROL

M. le professeur Carrieu ayant remarqué depuis longtemps l'inefficacité ou même parfois l'influence défavorable du traitement mercuriel dans le cas de tabes, et ayant, d'autre part, constaté les heureux effets des métaux colloïdaux dans la plupart des maladies infectieuses, eut, en 1908, l'idée d'appliquer au tabes les préparations nouvelles de mercure colloïdal électrique. Il l'injecta par la voie sous-arachnoïdienne, pensant avec raison que le mercure porté au siège même du mal aurait une action particulièrement efficace, et que son emploi à doses infinitésimales n'aurait plus les mêmes graves inconvénients que l'usage des sels mercuriels introduits dans l'organisme par voie intra-musculaire ou intra-veineuse.

L'expérimentation a d'ailleurs confirmé cette manière de voir : depuis 1908, de nombreux malades ont été traités par cette méthode, les améliorations obtenues sont constantes et comparables dans tous les cas. Nous les étudierons soigneusement et tâcherons d'édifier sur l'ensem-

Globules rouges	4.600.000	4.800.000
Globules blancs	12.000	8.000
Polynucléaires	76 0/0	68 0/0
Mononucléaires grands et moyens	18 0/0	26 0/0
Lymphocytes	5 0/0	4 0/0
Eosinophiles	1 0/0	2 0/0

ble des faits observés une théorie satisfaisante, rendant compte du mode d'action de l'électromercurol et de son rôle thérapeutique.

TECHNIQUE. — L'électromercurol employé dans le service nous est livré par les laboratoires Clin, en ampoules de 5 centimètres cubes. Les premières solutions colloïdales de mercure étaient dosées à raison de 1/2 milligramme de Hg par centimètre cube. Cette proportion est actuellement beaucoup plus élevée : 1 mgr. 1/4, correspondant en quelque sorte au maximum de saturation obtenu. Sur la demande de M. Carrieu et pour faciliter les calculs, la maison Clin a établi des ampoules spéciales dosées à 1 milligramme par centimètre cube.

Les doses injectées sont essentiellement variables. Faibles au début du traitement lorsqu'on ne connaît pas encore la susceptibilité réactionnelle du malade, elles sont progressivement accrues, mais ne dépassent pas en général 2 ou 3 centimètres cubes, c'est-à-dire 2 ou 3 milligrammes de mercure.

La technique de l'injection est celle que nous avons décrite dans la première partie de ce travail. La ponction lombaire préalable et constituant le premier temps de l'intervention, donne issue à une certaine quantité de liquide céphalo-rachidien. Il est difficile de donner ici une formule fixe ; le rôle de l'habitude est encore le meilleur guide, l'expérimentateur arrivant parfaitement à mesurer à la vue le degré de tension auquel il est arrivé. En tout cas, la quantité moyenne est de 15 à 20 centimètres cubes, chiffre que l'on n'est autorisé à dépasser que lors de ces hypertensions considérables déterminant l'écoulement du liquide en véritable jet.

Après l'injection d'électromercurol, le malade est couché bien horizontalement, sans oreiller. Lorsque dans les cas de tabes supérieur on veut agir sur les parties les plus hautes de la moelle, on élève même le siège du malade au moyen d'un coussin glissé sous la région lombaire.

Phénomènes réactionnels. — L'injection d'électromercurol dans la cavité sous-arachnoïdienne s'accompagne toujours de phénomènes réactionnels assez intenses, dont on doit à l'avance prévenir le malade et l'entourage.

Cette réaction ainsi attendue et même désirée par le médecin, puisqu'elle indique l'action du médicament, se produit plus ou moins rapidement. Tandis que chez certains malades elle ne survient que 2 ou 3 heures après l'injection, chez d'autres elle la suit presque immédiatement, si bien que dans certains cas le patient commence à souffrir, avant même que l'on ait quitté la salle.

Le début est généralement identique. Ce sont des douleurs sourdes, localisées à la région sacrée, d'abord espacées, légères et supportables, puis progressivement accrues en intensité et en étendue ; elles gagnent les lombes les membres inférieurs, la nuque, deviennent aiguës, vives et subintrantes, s'accompagnent de céphalée occipitale ou frontale. Ces douleurs présentent les mêmes caractères que les douleurs fulgurantes et leur sont toujours comparées par les malades qui les ont déjà éprouvées. Elles tendent, d'ailleurs, en général, à reproduire, en l'exagérant, le type des douleurs existant déjà. Leur maximum d'intensité se produit dans la nuit qui suit l'injection. On ne doit pas hésiter à les calmer par la morphine, la phénacétine ou le chloral, dans les cas d'intolérance.

A côté de ces phénomènes douloureux on note assez fréquemment des vomissements ou tout au moins des nausées.

On constate également de la rétention d'urine contre laquelle on est rarement obligé de recourir au sondage. Souvent aussi, il y a diminution de la quantité d'urines sécrétées par les reins ; il nous est arrivé fréquemment de ne pas trouver de globe vésical chez des malades n'ayant pas uriné depuis 7 ou 8 heures.

La constipation est la règle et persiste pendant les jours suivants. Aussi est-il bon de purger le malade la veille de l'injection.

Citons enfin la réaction fébrile à peu près constante. La température s'élève dès le soir de l'injection et n'atteint souvent son maximum que dans l'après-midi du lendemain. Elle est d'ailleurs modérée, ne dépassant guère 38°5 et ne se maintient que pendant 24 ou 48 heures (1).

Le malade reste au lit et à la diète liquide pendant un ou deux jours. Puis il recommence à se lever et à s'alimenter progressivement. Au bout de 4 à 5 jours, il peut reprendre son existence accoutumée.

Tels sont les effets immédiats de l'injection. Quant aux signes d'amélioration, ils sont plus tardifs, attendant parfois assez longtemps pour se manifester. Aussi laissons-nous s'écouler une durée d'un mois entre 2 injections successives, parfois même davantage, de façon à permettre aux malades de bénéficier de leur bien-être, pendant qu'é-

---

(1) Nous avons eu récemment l'occasion d'observer un cas assez paradoxal chez le malade qui fait l'objet de l'observation X. Depuis le début de sa maladie il présente chaque soir une élévation légère de température variant entre 37°5 et 38°. Or depuis qu'il suit le traitement par l'électro-mercurol, il est intéressant à signaler qu'après la réaction fébrile habituelle suivant chaque injection, il reste pendant la première quinzaine en état d'apyrexie absolu pour revenir pendant la seconde aux chiffres de 73°5 et 38°.

voluent eux-mêmes les processus anatomiques de résolu-
tion et de régénération.

Avantages et indications de la méthode. — Le traitement par les injections sous-arachnoïdiennes d'électro-
mercurol a l'avantage de n'exiger l'intervention du médecin qu'une fois par mois environ. Chaque période de
traitement nécessite de la part du malade un repos absolu
de 5 à 6 jours, mais lui laisse dans l'intervalle toute liberté
pour reprendre ses occupations et vaquer à ses affaires.
Nous avons vu dans ces conditions plusieurs tabétiques
des régions environnantes venir faire chaque mois un séjour, soit à l'hôpital, soit dans les cliniques particulières
et vivre ensuite leur existence normale jusqu'à l'injection suivante.

La méthode est indiquée dans la majorité des cas de
tabes. Elle agira naturellement surtout à la période de tabes incipiens et dans le tabes inférieur. Mais son action
indiscutable sur l'incoordination et l'ataxie permet d'en
obtenir des résultats surprenants, même lorsque la maladie n'est prise qu'à une période déjà avancée de son évolution. Enfin, les améliorations très nettes constatées dans
quelques cas de tabes supérieur permettent encore de gé-
néraliser et d'étendre son emploi à la majorité des tabétiques.

M. le professeur Carrieu, malgré l'innocuité de l'électro-
mercurol en contre-indique l'usage, lorsque le tabétique
est arrivé à la période cachectique terminale ou lorsqu'il
est porteur de lésions graves, pulmonaires, cardiaques ou
rénales. On conçoit, en effet, l'influence défavorable de
la réaction sur l'évolution de ces maladies.

Le seul reproche que l'on puisse faire à ce procédé est
l'énergie particulière des phénomènes réactionnels obser-

vés. La méthode ne peut donc s'adresser qu'à cette catégorie de malades intelligents, capables de comprendre l'utilité et la nécessité d'une douleur passagère, dans l'attente d'une amélioration que nous sommes d'ailleurs en droit de leur promettre à coup sûr, et cela dès les premières injections.

Signalons enfin que M. le professeur Carrieu avec une largeur d'esprit et de sentiments, que ne connaissent point tous les novateurs, laisse, en outre, profiter ses malades de tous les bienfaits que d'autres conditions thérapeutiques peuvent leur apporter. C'est ainsi qu'il a fréquemment associé à l'électromercurol chez les incontinents les injections épidurales de sérum cocaïné et qu'il envoie chaque année ses tabétiques suivre à Lamalou le traitement thermal et rééducateur. Nous verrons d'ailleurs que ces circonstances adjuvantes n'entachent en rien la valeur de la méthode.

Résultats cliniques. — Nous pouvons diviser en plusieurs catégories les malades traités dans le service ou la clientèle privée de M. le professeur Carrieu.

Les uns (observations I, II, III et IV) présentent la symptomatologie classique du tabes inférieur avec prédominance de l'ataxie et des troubles sphinctériens. Disons immédiatement que l'électromercurol a son action la plus démonstrative dans l'amélioration indiscutable apportée à ces manifestations. D'autres, tels que le malade faisant l'objet de l'observation V, ont vu la maladie débuter par des troubles supérieurs pour présenter actuellement le même tableau clinique que les précédents.

D'autres encore (observations IX et X) sont des tabétiques supérieurs très nets. Quelques-uns enfin sont atteints de tabes fruste ou incipiens (observations VII et VIII).

Nous allons énumérer successivement les différentes formes d'amélioration obtenues.

1° *Incoordination et ataxie*. — Ce sont les **symptômes** les plus heureusement et complètement influencés par le traitement, ainsi qu'il résulte de l'article récemment publié par MM. Carrieu et Bousquet dans la *Province médicale*. Si nous comparons, en effet, dans les observations qui suivent, les notes prises à l'entrée et à la sortie du malade, nous sommes frappé, par les changements survenus.

Le malade numéro 1, à son arrivée dans le service, en décembre 1907, ne peut quitter son lit. Appuyé sur deux aides, il lance ses jambes en avant, mais il ne peut ni marcher, ni même se soutenir seul. En mars 1908, après deux injections d'électromercurol de 3 et 2 1/2 milligrammes il commence à marcher avec des béquilles et peut s'en passer dès le mois de mai. En août, après une nouvelle injection de 1 1/2 milligramme, il parcourt l'hôpital avec l'appui de deux cannes et descend même les escaliers. En mars 1909, une seule canne lui suffit, il ne regarde plus ses pieds et dès la fin de l'année, il marche pendant 3 heures consécutives et fait des trajets de huit kilomètres dans la campagne. En mars 1910, en venant faire notre contre-visite, nous le trouvons faisant avec le malade numéro 3 une course de vitesse... relative évidemment, sur la terrasse de la salle.

Mêmes constatations chez la malade numéro 2, qui, en mai 1908, ne peut se tenir debout, fait en février 1909, après 4 injections de 1 1/2, 0,75, 1 et 1 milligrammes, le tour de la salle avec des béquilles. Cette malade n'a malheureusement pu être assez longtemps suivie, et nous n'avons pas de renseignements récents sur son compte.

Le malade III qui, en novembre 1910, n'arrive à faire quelques pas qu'en titubant et en redoutant les chutes fréquentes, monte et descend les escaliers, marche, fait demi-tour sans même se servir de canne. Il a reçu 5 injections de 1 1/4 de mercure.

Le malade IV est tout aussi caractéristique. En décembre 1909, il ne peut marcher sans aides, même avec des béquilles. En mai 1910, il marche facilement avec une canne, et même sans appui, en fermant les yeux quelques secondes.

Il en est encore de même du malade numéro V, malheureusement retardé dans son amélioration par une grippe malencontreuse.

Ainsi, dans tous les cas que nous venons de signaler, il y a une amélioration incontestable de la marche, une atténuation bien nette de l'incoordination. Les mouvements sur le plan du lit sont eux-mêmes plus limités, plus assurés.

Que penser de ces résultats, sinon qu'ils sont réellement surprenants et probants à la fois !

Peut-être nous fera-t-on remarquer (et nous voulons aller nous-même au-devant de toutes les objections), que ces malades ont pu surtout devoir leur amélioration aux exercices de rééducation. Mais les uns et les autres (I, II, III et IV) n'ont pu faire leur premier séjour à Lamalou et commencer ces exercices avec profit qu'après l'amélioration déjà apportée par les premières injections. Il n'est d'ailleurs pas d'exemple où la seule rééducation ait pu produire les résultats que nous venons d'énumérer.

2° Troubles sphinctériens. — Ils se sont amendés chez tous nos malades. Nous reconnaissons volontiers que les injections de sérum cocaïné par voie épidurale ont été pratiquées chez quelques-uns d'entre eux. Mais les effets obtenus se sont prolongés beaucoup plus longtemps qu'il n'est de règle par ce seul procédé et doivent par conséquent être pour une plus large part rapportés à l'électromercurol. Ainsi, le numéro I n'a pas reçu d'injection épidurale depuis février 1908 et est actuellement tout à fait continent.

3° *Troubles de la sensibilité.* — Les douleurs fulgurantes ou constrictives disparaissent dès les premières injections (observation XI). Il en est de même des crises viscérales, de plus en plus espacées et légères.

4° *État des réflexes.* — Les réflexes sont restés abolis dans tous les cas, sauf chez le malade numéro X, porteur d'un tabes supérieur. L'Argyll paraît avoir subi dans certains cas des modifications réelles, la contractilité pupillaire à la lumière se produisant lentement, mais de façon manifeste.

5° Chez nos tabétiques supérieurs, les crises laryngées ont disparu de façon complète (observations IX et X).

6° Signalons enfin chez tous nos malades cette sensation particulière de bien-être avec relèvement des forces, retour de l'activité physique et intellectuelle, qui, leur donnant confiance et espoir, leur permet de reprendre à nouveau leurs occupations et leurs affaires.

Tels sont, brièvement et peut-être incomplètement résumés, les résultats cliniques obtenus dans la majeure partie des cas. Devons-nous en conclure que l'électromercurol en injections sous-arachnoïdiennes constitue le remède toujours efficace, devant amener la guérison de tous les tabes ? Il serait illusoire de le prétendre. Pas plus que tout autre, il ne pourra créer la fibre nerveuse, irrémédiablement atrophiée et dégénérée. Il se borne à permettre sa libération et à favoriser le processus de guérison entravé par la sclérose et la méningite concomitante. Mais la lecture des observations qu'on trouvera plus loin permettra mieux encore que des mots, de juger de sa valeur et de son efficacité. Nous avons, en effet, rapporté les observations de tous les tabétiques traités par l'électromercurol, laissant seulement de côté celles des malades n'ayant reçu qu'une seule injection, et se trouvant encore en traitement à l'heure actuelle. A côté des cas favorables, on n'en trouvera qu'un seul où une amélioration profonde n'ait pas été obtenue ; encore faut-il faire remarquer que le malade, porteur d'un tabes ancien et combiné, n'a reçu que 3 injections et que son état peut parfaitement se modifier dans la suite, comme permettent de l'espérer les variations de composition de son liquide céphalo-rachidien.

M. Joltrain a eu l'amabilité de nous faire parvenir quelques notes sur 4 tabétiques traités par l'électromercurol. Mais là encore le nombre trop restreint des injections (1 ou 2 au maximum) ne permet pas de conclure et de donner des résultats définitifs.

Contrôle du laboratoire. — Les examens de laboratoire pratiqués à un double point de vue cytologique et chimique viennent démontrer que les constatations cliniques sont bien le fait d'améliorations anatomiques.

1° *Examen cytologique du liquide céphalo-rachidien.* — Nous avons indiqué dans la première partie de ce travail (chapitre III) la lymphocytose très nette du liquide céphalo-rachidien des tabétiques. Or, les examens pratiqués lors de chaque ponction nous ont montré la diminution constante et progressive du nombre des lymphocytes, si bien qu'au lieu du culot plus ou moins abondant donné au début par la centrifugation, on n'obtient plus au cours du traitement qu'un dépôt insignifiant. De 30 à 40 par champ, les lymphocytes tomben bientôt au chiffre de deux ou trois.

2° *Examen chimique.* — Un côté particulièrement nouveau et intéressant de la question est réalisé par les analyses chimiques de liquide céphalo-rachidien, effectuées régulièrement par M. Mestrezat, à l'occasion de chaque nouvelle injection. Nous donnons ci-dessous un tableau d'ensemble portant sur quelques malades traités par l'électro-mercurol et tiré d'un article que nous venons de communiquer ensemble à la Société de Biologie.

Tableau

	LIQUIDE CÉPHALO-RACHIDIEN NORMAL (1)	OBSERV. VII TABES FRUSTE		OBSERV. VIII TABES INCIPIENS		OBSERV. V TABES DATANT DE 5 ANS		OBSERV. III TABES DATANT DE 5 ANS			OBSERV. VI TABES DATANT DE 10 ANS		OBSERVATION I TABES DATANT DE 5 ANS traité depuis 1908 par Electr.-Hg			
		1re Ponction 25 II 1910	2e Ponction 10 IV 1910	1re Ponction 20 III 1910	2e Ponction 16 IV 1910	1re Ponction 25 II 1910	2e Ponction 7 IV 1910	1re Ponction 23 XI 1909	2e Ponction 23 XII 1909	3e Ponction 8 IV 1910	1re Ponction 25 V 1910	3e Ponction 1 VII 1910	8e Ponction 8 I 1910	9e Ponction 17 II 1910	10e Ponction 18 III 1910	11e Ponction 16 IV 1910
Albumine	0.13	0,80	0 36	0,55	0.48	0,42	0 29	0,50	0,60	0,34	0,55	0,33	0,25	0,23	0,22	0.20
NaCl	7.31	7,73	7,23	7,17	7,17	7,42	7,36	7,29	7,86	7,23		7,70		7,40	7,10	7,30
Sucre	0.55	0,48	0 57	0,52			0,49	0,65		0,53				0,66	0,63	
Lymphocytose	0	Moyenne	Moindre	Assez abondante	Moyenne	Légère avec [illegible]-hémolyse	Pas de culot	Abondante	Modérée	[illegible]	Tr. de sg. hémorr.	Pas de réaction	Légère	Moins marquée	Très discrète	Pas de réaction

(1) W. MESTREZAT, Société chimique de France, Section Montpellier, novembre 1909.

De la lecture de ce tableau, il résulte que « les formules chimiques des tabétiques assez éloignées de la normale avant l'injection d'électromercurol font progressivement retour à la composition du liquide céphalo-rachidien physiologique, et cela dès les premières injections ». Cette constatation est surtout frappante pour l'albumine. Considérablement augmentée avant le traitement, elle diminue rapidement et tend à atteindre bientôt le chiffre normal. Ce chiffre est en moyenne de 0,13 pour 1.000, variant de 0,10 à 0,20 comme limites extrêmes.

Quant aux modifications des proportions de chlorure de sodium et de sucre, elles ne sont pas encore assez nettement caractérisées pour nous permettre d'en tirer des conclusions précises.

En tout cas, les examens cytologique et chimique concordent absolument pour nous démontrer, parallèlement à l'amélioration clinique, une tendance à la guérison et à la disparition du processus méningé chronique accompagnant le tabes.

Mode d'action. — Il nous reste maintenant à expliquer le mode d'action de l'électromercurol par une théorie applicable à tous les cas et à tous les faits constatés dans cette étude du tabes.

Certains auteurs, considérant surtout l'emploi de l'électromercurol comme succédané des sels mercuriels au cours du traitement spécifique, ont pu, « en se basant sur les expériences de Robin et de Charrin, montrant que les ferments métalliques augmentent le coefficient d'utilisation azotée, penser que l'électromercurol agit sur la nutrition générale profondément troublée dans la syphilis. Tandis que d'autres, s'appuyant sur les recherches de Victor Henri, Monnier-Vinard, Stodel, Foa et Aggazotti, qui ont prouvé l'action bactéricide des métaux colloïdaux, soutiennent que l'électromercurol agit sur le spirochète ».

Mais, quelle est son action propre dans le tabes ?

Les travaux de Pousselle et Ravaut, signalant la présence du tréponéma dans le système nerveux de l'homme au cours de la syphilis acquise et héréditaire, ceux de Gaucher et Merle le retrouvant dans le liquide céphalo-rachidien, permettraient de penser que l'électromercurol apporté par voie sous-arachnoïdienne agit comme bactéricide local. Les expériences de Foa et Aggazotti, relatives à l'action des métaux colloïdaux sur les toxines tétaniques et diphtériques (affectant une prédilection pour les éléments nerveux) peuvent encore laisser supposer que l'électromercurol exerce lui-même son action sur les toxines syphilitiques ou autres, particulièrement abondantes et toxiques dans le liquide céphalo-rachidien.

Mais pour séduisantes que soient ces différentes théories, elles ne constituent en somme que des vues de l'esprit et n'expliquent point les résultats si importants fournis par l'analyse cytologique et chimique du liquide céphalo-rachidien.

Or, d'une part, la présence de la lymphocytose et de l'hyperalbuminose est l'indice d'un processus méningé chronique qui tend, comme nous l'avons démontré plus haut, à disparaître très rapidement.

D'autre part, les examens de liquide obtenu par ponction lombaire 3 ou 4 jours après les injections d'électromercurol nous montrent de façon non moins indiscutable une exagération passagère de l'hyperalbuminose (de 0,20 à 0,53 dans un cas) et l'apparition de polynucléose sous l'influence de ces injections, coïncidant avec la réaction générale douloureuse et fébrile accusée par le malade. M. le Professeur Carrieu voit dans ces faits « une application de la méthode substitutive. Pour résoudre un processus méningé de sclérose, on provoque une poussée subaiguë qui peut, par une abondante leucocytose, provoquer à son tour une résorption des exsudats et des tissus sclérosés. »

Nous nous sommes, avec Mestrezat, tout particulièrement occupé de cette question et nous ne pouvons mieux faire que de donner ici les principaux passages de l'article que nous avons ensemble communiqué à la Société de Biologie.

« Dès les premières injections, l'état des malades se modifie d'une façon surprenante, cette amélioration immédiate ou tout au moins très rapide, portant principalement sur les sensations subjectives douloureuses. L'incoordination, le Romberg, les troubles sphinctériens, etc., déjà considérablement améliorés par les premières injections, ne régressent que plus lentement et d'une façon progressive sous l'influence des injections répétées.

Or, l'examen du tableau rapporté plus haut montre que dès les premières injections, la formule chimique du liquide céphalo-rachidien tend à reprendre son taux normal.

C'est donc parallèlement à cette modification manifeste des surfaces arachnoïdo-pie-mériennes en contact avec le liquide céphalo-rachidien, que nous voyons disparaître chez nos malades les sensations subjectives douloureuses et s'atténuer déjà quelques troubles de compression. Ce sont là des symptômes que Sicard avait déjà vu heureusement influencés par des injections simplement modificatrices de sérum et qui, à notre avis, sont à n'en pas douter, en rapport avec des lésions méningées.

Mais en raison même de cette modification précoce de la formule chimique chez nos malades, nous nous trouvons dès la troisième ou quatrième injection en présence d'un sujet à liquide presque normal et porteur cependant de lésions manifestes, puisqu'il présente encore du Romberg, de l'abolition des réflexes, de l'Argyll, etc...

Il en résulte donc que ces symptômes cardinaux du tabes doivent être en rapport avec des lésions profondes et nous pouvons, dès lors, distinguer deux modes d'action à l'électromercurol :

1° L'électromercurol agit sur un processus de méningite chronique existant chez la plupart des tabétiques. Sur ces plaques torpides, il provoque une *méningite thérapeutique* que Sicard et Salin ont signalée histologiquement et que nous avons décelée par l'analyse chimique, chez un sujet injecté quatre jours auparavant. Le seul examen clinique dans les jours qui suivent ces injections suffirait, d'ailleurs, à lui seul, à le prouver.

2° L'électromercurol agit enfin à plus longue échéance sur un processus de sclérose profonde, radiculo-médullaire auquel semblent liés les symptômes cardinaux du tabes. Dans cette action de pénétration, le mercure colloïdal semble jouer un rôle particulièrement actif et que ne peuvent remplir, à notre avis, les seules injections modificatrices. »

Mais il nous reste maintenant à expliquer le rôle intime de l'électromercurol dans chacun de ces deux modes d'action si différents.

Nous pensons qu'il agit surtout dans le premier cas par la « pluie leucocytaire » avec afflux de polynucléaires qu'il détermine dans le liquide céphalo-rachidien. Les éléments figurés, ainsi mis en liberté dans ce liquide, exercent leur rôle bien connu de phagocytes sur les exsudats méningés déposés à la surface de la moelle et des racines et débarrassent ainsi les fibres nerveuses des entraves qui les enserrent et les irritent superficiellement.

Quant à cette action élective et lente du mercure colloïdal sur les tissus de sclérose, elle nous paraît être la conséquence des propriétés résolutives bien connues du mercure, non différentes de celles des composés mercuriels, mais exaltées par l'état spécial dans lequel se trouve le métal. Le mercure colloïdal agit, en effet, à des doses réellement infinitésimales : 2 ou 3 milligrammes par mois. Ici doivent non seulement intervenir ses propriétés d'adsorption, multipliant son contact avec les éléments nerveux, mais encore ses propriétés catalytiques faisant de lui l'analogue d'une diastase, peut-être capable de provoquer chez les leucocytes et les cellules différenciées du tissu conjonctif une véritable digestion des éléments constitutifs des lésions de sclérose.

OBSERVATIONS [1]

OBSERVATION I

D. E.... 29 ans, employé, entre, le 30 décembre 1907, dans le service de M. le professeur Carrieu, salle Combal, n° 20.

A 21 ans, syphilis incomplètement traitée pendant un an. Il y a deux ans, douleurs fulgurantes survenant de loin en loin dans les membres inférieurs, sensation de constriction du thorax, lassitude générale et troubles de la miction, impossibilité de résister au besoin d'uriner. Excitation génésique suivie d'impuissance absolue.

Depuis huit mois, le malade a eu plusieurs fois du dérobement des jambes, avec sensation de vertige et instabilité dans l'obscurité.

Dès ce moment, et malgré le traitement mercuriel intensif en injections, la maladie s'aggrave et, quand le malade arrive dans nos salles, il ne peut plus marcher et ne quitte pas son lit. Il présente des douleurs fulgurantes très vives, surtout dans les membres inférieurs.

C'est un homme un peu amaigri, mais dont la force musculaire est parfaitement conservée. Les mouvements spontanés des membres inférieurs sont très ataxiques ; soutenu par deux aides, le ma-

---

(1) Les 5 premières observations ont déjà été publiées par MM. Carrieu et Bousquet dans la Province Médicale (11 juin 1910). Nous les avons simplement mises à jour. Les 7 autres sont absolument inédites. La IX⁰ et la VI⁰ nous ont été communiquées par nos amis les docteurs Bousquet et Anglada, chefs de clinique.

lade lance ses jambes en avant avec violence, mais ne peut ni marcher, ni se soutenir seul ; hypotonie très marquée des muscles des membres inférieurs.

Réflexes rotuliens et achilléens abolis ; réflexe crémastérien aboli ; réflexe cutané abdominal conservé.

Sensibilité superficielle conservée dans tous ses modes ; sensibilité profonde très diminuée.

Pas de troubles ataxiques des membres supérieurs.

Inégalité pupillaire ; signe d'Argyll-Robertson.

Lymphocytose très marquée du liquide céphalo-rachidien.

Traitement : électrothérapie ; rééducation.

On juge inutile de tenter encore le traitement hydrargyrique suivant les méthodes usuelles.

29 *janvier* 1908. — L'état est toujours le même.

Ponction lombaire. — On retire 12 cc. de liquide limpide, un peu hypertendu, que l'on remplace par 6 cc. d'*électro-mercurol* à un demi-milligramme de Hg par cc. Lymphocytes assez nombreux dans le liquide céphalo-rachidien.

Pendant les deux jours qui suivent la ponction, douleurs fulgurantes très pénibles avec sensations de faiblesse dans les membres inférieurs.

Quelques maux de tête et quelques vertiges. Un peu de fièvre qui oscille, pendant quatre jours, entre 37°5 et 38°5 (axillaire).

Tant que durent les douleurs, le malade ne peut se livrer à ses exercices de rééducation ; mais, dès qu'il peut les reprendre, les progrès sont beaucoup plus sensibles : il a besoin d'être encore soutenu, mais les mouvements des jambes, pour la marche, sont beaucoup plus réguliers.

Les troubles urinaires sont combattus avec succès par les injections épidurales de cocaïne, répétées tous les vingt jours à peu près (formule de Sicard).

26 *février.* — *Injection intra-rachidienne d'électro-mercurol*, 5 cc. Le malade éprouve pendant quelques jours, après la piqûre, des douleurs aux membres inférieurs sous forme d'élancements, qui se succèdent presque sans interruption. La température demeure entre 37°5 et 38° pendant les quatre jours qui suivent l'injection.

24 *mars.* — Le malade ne perd plus ses urines, se tient mieux sur ses jambes et commence à marcher avec des béquilles.

15 mai. — L'amélioration s'accentue puisque le malade peut marcher sans béquilles, en s'appuyant simplement d'une main à une rampe, mais à condition que son regard ne quitte pas le sol.

23 juin. — *Injection intra-rachidienne d'électro-mercurol, 3 cc.* Cette injection est suivie, comme les précédentes, de douleurs très fortes au bas de la colonne vertébrale et dans les membres infé-rieurs. Léger mouvement fébrile. Élancements douloureux. Piqûre de morphine.

28 juin. — La température s'est abaissée progressivement à 37° ; les douleurs ont disparu ; le malade peut se lever et, peu à peu, marche beaucoup mieux.

2 août. — Le malade, s'aidant de deux cannes, parcourt d'assez longs trajets dans l'hôpital et descend même les escaliers pour se promener dans les jardins. Il n'a plus que des douleurs fulgu-rantes excessivement rares.

2 septembre. — Revenu de faire une saison à Lamalou, le ma-lade se trouve beaucoup mieux ; il peut faire des promenades en ville avec deux cannes.

15 décembre. — *Quatrième injection intra-rachidienne de 3 cc. d'électro-mercurol.* Liquide céphalo-rachidien clair avec légère lym-phocytose. L'injection est suivie, comme les précédentes, de fièvre légère pendant quatre ou cinq jours et s'accompagne de douleurs dans les reins et les membres inférieurs ; un peu de rétention d'urine. Mais les douleurs sont moins vives, et il n'y a ni nausées, ni vomissements ; à peine un peu de céphalée.

28 décembre. — *Injection de 3 cc. d'électromercurol,* après sous-traction de 15 cc. de liquide céphalo-rachidien qui renferme des lymphocytes. L'injection a été douloureuse (élancements dans les membres inférieurs, nausées.), réaction fébrile modérée.

15 janvier 1909. — Constipation, ballonnement avec tension pé-nible du bas-ventre.

4 février. — *Injection de 3 cc. d'électro-mercurol* à un demi-milligramme par cc. Les douleurs sont modérées cette fois ; le liquide retiré renferme des lymphocytes.

1er mars. — Le malade se promène dans le jardin avec une canne ; il doit encore regarder le sol ; il lance assez vivement ses jambes en avant et steppe. Il sent bien le sol.

25 *mars. Injection d'électro-mercurol.* Semblable à la précé-dente à tous les points de vue.

27 *mars.* — A beaucoup souffert, le soir de la ponction et la nuit. Elancements dans les membres inférieurs, réaction fébrile. Morphine.

Mais, le 29 *mars,* la marche est possible de nouveau.

Le 10 avril. — Il se promène avec une canne et n'est plus obligé de regarder ses pieds. Les troubles urinaires sont très améliorés, bien qu'on ne lui ait pas fait d'injection épidurale depuis quatorze mois.

Le malade rentre le 28 décembre 1909. — Il nous dit que, depuis sa sortie, les douleurs dans les membres inférieurs ont été rares et peu violentes.

La marche est beaucoup plus facile. Il a pu faire dans la campagne une promenade de 8 kilomètres et a marché pendant trois heures avec l'aide d'une canne, sans trop de fatigue.

Il urine assez facilement ; il lui arrive rarement de perdre quelques gouttes d'urine.

L'état général est bon.

Les réflexes sont toujours abolis ; le signe d'Argyll persiste, mais le Romberg est moins marqué.

8 *janvier.* — *Ponction lombaire. Injection de 1 cc. 1/2 d'électro-mercurol à 1 milligr. 1/4 de Hg par cc.*

Lymphocytose assez légère. Les douleurs sont violentes dans les membres inférieurs quelques heures après la piqûre et exigeat une injection de morphine.

11 *janvier.* — Le malade peut se lever et essayer de marcher : la fièvre a duré deux jours, évoluant entre 38°4 et 37°2.

17 *février.* — *Injection de 1 cc. 1/2 d'électro-mercurol à 1 milligr. de mercure par centimètre cube.*

20 *février.* — La réaction a été moindre que la dernière fois. La lymphocytose du liquide céphalo-rachidien retiré est moins marquée.

18 *mars.* — *Electro-mercurol sous-arachnoïdien,* 1 cc. 1/2. Douleurs modérées. Lymphocytose très discrète.

3 *avril.* — Le malade se trouve bien ; il peut marcher sans canne et en lisant son journal : le Romberg est donc en voie de disparition ; il marche au commandement, se retourne, descend et

remonte les escaliers ; la démarche manque évidemment de souplesse ; il a un peu de steppage qui est dû aux exercices de rééducation ; mais il peut se promener pendant une et quelquefois plusieurs heures sans se fatiguer.

Il urine trois à quatre fois par jour et autant la nuit ; il perd rarement un peu d'urine dans son pantalon.

Il est toujours constipé, mais son état général est très satisfaisant.

16 avril. — *Injection de 2 cc. d'électro-mercurol à 1 milligr. par cc.* Hypertension du liquide céphalo-rachidien. Pas de réaction fébrile. Douleurs très modérées.

21 mai. — Au départ pour Lamalou, amélioration persistante. Peut marcher quelques secondes sans canne et les yeux fermés avec un peu d'incertitude. Peut même marcher sur la pointe des pieds.

Pupilles inégales, irrégulières. O. G. plus grand que O. D. ; la pupille droite se contracte à la lumière.

Juin. — Retour de Lamalou. Etat analogue. Erections nocturnes.

20 juillet. — Nous rencontrons le malade se promenant dans les rues les plus fréquentées de la ville. Il s'appuie sur une canne, qu'il ne prend, dit-il, que par mesure de précaution. Chez lui, il marche seul et sans difficulté ; il circule aussi bien la nuit que le jour, ne souffre pas et cherche à reprendre un travail régulier.

(Voir le tableau p. 105)

OBSERVATION II

M. E..., 46 ans, entre à la salle Bichat, numéro 8, le 21 mai 1908, pour paraplégie.

Jamais de maladies antérieures. Pas de signes de syphilis. Cinq enfants, dont deux en vie ; pas d'avortements.

Maladie actuelle : début il y a cinq mois, par douleurs dans les reins, s'irradiant en ceinture à la base du thorax ; fourmillements, puis douleurs fulgurantes dans les membres inférieurs.

Depuis quatre mois, les jambes refusent tout service ; la malade reste couchée dans son lit ou assise toute la journée sur une chaise. Pas de troubles digestifs, mais mange peu. Urine deux ou trois fois la nuit, le besoin est impérieux ; perd quelquefois ses urines.

Son médecin lui a fait suivre sans succès un traitement anti-syphilitique intensif.

La malade a beaucoup maigri, depuis le début de sa maladie ; elle est ratatinée, édentée, cachectique et présente l'aspect d'une vieille.

Examen. — Les mouvements des membres inférieurs sont possibles et assez énergiques, mais les mouvements commandés ne sont exécutés qu'avec une grande incoordination ; surtout si les yeux sont fermés. Les réflexes tendineux et cutanés sont complètement abolis. La sensibilité superficielle et profonde au contact et à la douleur est très diminuée, surtout aux extré.'tés. Retard de la perception de cinq secondes au niveau des pieds. Notion de la position abolie. Pupilles en myosis inégales, O D > O G. Signe d'Argyll-Robertson très net.

La malade est non seulement incapable de marcher, mais même de se tenir debout ; les jambes se dérobent sous elle.

Rien de particulier dans les autres organes.

Traitement. — Electricité, massage.

25 *juillet.* — Même état d'impotence et d'incoordination. Les membres inférieurs tendent vers la contracture, surtout le gauche.

13 *août.* — Ponction lombaire : 15 cc. de liquide clair ; lymphocytes nombreux. *Injection de 3 cc. d'électro-mercurol.* Une heure après, douleurs vives, continues, avec élancements dans les reins et les membres inférieurs ; maux de tête, vertiges, vomissements. Le soir 37°8 ; pouls, 110 au lieu de 72.

23 *août.* — La malade a continué à avoir des nausées ou des vomissements, ainsi que des douleurs et de la fièvre pendant huit jours. Le deuxième et le troisième jour après la ponction, sensation de faiblesse avec état syncopal qui a donné quelques inquiétudes. Aujourd'hui, tous ces phénomènes ont disparu peu à peu, et la malade se trouve mieux qu'avant l'injection. Elle remue plus facilement les jambes et se sent plus forte.

2 *septembre.* — Exercices de marche. La malade se tient un peu sur ses jambes si on la soutient. Mais beaucoup d'ataxie si elle essaie de marcher.

15 *septembre*. — Elle marche en s'appuyant sur les bras de deux aides.

30 *octobre*. — Deuxième ponction lombaire : lymphocytes moins nombreux. *Injection.de 1 cc. 1/2 d'électro-mercurol.* Dans la soirée, douleurs dans les lombes et les jambes, maux de tête, nausées. Température, 37°7, mais phénomènes moins violents qu'après la première injection.

7 *novembre*. — La malade, qui n'avait pas essayé de marcher depuis sa deuxième ponction, reprend aujourd'hui ses exercices et fait journellement des progrès.

15 *décembre*. — La malade marche assez bien avec des béquilles.

Troisième ponction lombaire : 14 cc. de liquide clair avec rares lymphocytes. *Injection de 2 cc. d'électro-mercurol.* Nausées et vomissements ; douleurs dans les reins, les jambes et la tête. La température atteint 38°5 pour tomber ensuite peu à peu.

2 *février*. — La malade a repris ses exercices depuis quelques jours ; elle marche mieux, l'incoordination disparaît. Cependant il reste au repos un certain degré de contracture du membre inférieur gauche.

20 *février*. — Quatrième ponction lombaire avec *injection de 2 cc. d'électro-mercurol*. Mêmes phénomènes de réaction que précédemment. Après huit jours de lit, les mouvements deviennent plus faciles ; la marche avec deux béquilles est plus aisée ; la malade peut faire ainsi le tour de la salle.

La malade sort le 2 avril 1909.

Bien que l'amélioration n'ait pas été aussi prononcée et aussi complète que dans notre premier cas, elle n'en est pas moins certaine et manifeste.

OBSERVATION III

R. J..., mineur, 40 ans, entre, le 20 novembre 1910, à la salle Combal, numéro 19.

A. P. — Fièvre typhoïde à 17 ans, pas d'éthylisme.

Il nie avoir jamais eu de chancre, ni d'accident qui puisse faire penser à la syphilis.

Sa femme a eu six grossesses : les deux premières se sont ter-

minées par des accouchements prématurés de six mois et demi ;
la sixième, par une fausse couche de un mois et demi.

Maladie actuelle. — Depuis cinq à six ans, incertitude des mouvements des membres inférieurs avec difficulté progressive de la
marche, beaucoup plus accentuée à l'obscurité. Il a dû cesser de
travailler en avril 1909. Depuis quatre ans, douleurs violentes de
la région lombaire et des membres inférieurs, survenant par crises
qui durent de quinze à vingt jours et vont maintenant en s'atté-
nuant ; sensations fréquentes de pesanteur abdominale, surtout la
nuit.

Depuis quelques semaines, fourmillements avec faiblesse des
membres supérieurs.

Depuis un an environ, ne peut pas uriner comme il veut ; tantôt il ne peut pas uriner, bien qu'il en éprouve le besoin ; tantôt
la miction est impérieuse et il perd des urines ; pas d'anesthésie
urétrale.

Il a souvent des crises rectales avec sensation de serrement et
épreintes ; ces phénomènes semblent avoir pour point de départ
un polype du rectum qui donne lieu de temps en temps à des hémorragies.

Il sent passer les matières, mais il en perd quelquefois et rend
souvent des glaires et des fausses membranes.

Pas de céphalée, quelques vertiges ; vue un peu affaiblie, pas
de diplopie ; l'intelligence est conservée.

L'appétit est bon, aucun trouble circulatoire ou respiratoire ;
il a maigri de quelques kilos.

Examen. — Maigre ; pas de phénomènes de paralysie ni d'a-
trophie.

L'ataxie des membres inférieurs est très marquée dans le décubitus dorsal. La station debout, les pieds rapprochés, est difficile ;
elle est impossible les yeux fermés. Cependant le malade arrive à
faire seul quelques pas, mais en titubant beaucoup et non sans
danger de chute ; il lance violemment ses jambes dans toutes les
directions ; il ne peut pas marcher les yeux fermés.

Quelques zones d'anesthésie à la cuisse droite avec un peu de
retard des sensations douloureuses.

Le tendon d'Achille est sensible ; le testicule, assez peu.

Diminution très nette du sens musculaire.

Hypotonie.

Réflexes tendineux abolis.

Pupilles régulières, inégales ; la pupille gauche étant plus dilatée.

Signe d'Argyll.

La vessie est distendue par l'urine.

Appareils respiratoire et circulatoire sains.

Aucun signe objectif de syphilis.

23 *novembre*. — On retire par ponction lombaire 15 cc. de liquide céphalo-rachidien clair, légèrement hypertendu ; *on injecte 1 cc. d'électro-mercurol (à 1 milligr. 1/4 de Hy par cc.)* mélangé à 5 cc. de liquide céphalo-rachidien.

Une heure après, le malade éprouve dans les membres inférieurs des douleurs vives par élancements qui persistent un jour et demi, puis s'atténuent progressivement.

Miction plus fréquente que d'ordinaire la nuit qui a suivi l'injection, mais c'est une miction par regorgement.

Le liquide céphalo-rachidien renferme une lymphocytose abondante et 0 gr. 50 d'albumine (par litre).

25 *novembre*. — Quelques douleurs de tête depuis hier, un peu de fièvre le soir ; pas de fièvre le matin.

17 *décembre*. — Le malade ne présente pas de crises douloureuses ; la marche est améliorée ; le membre inférieur droit notamment, qui paraissait le plus atteint, semble maintenant le plus fort. Il y a moins d'incoordination. Le malade peut avec deux cannes descendre quelques marches d'escalier. Besoin d'uriner impérieux ; il perd très souvent des urines.

20 *décembre*. — Une injection épidurale d'une solution de cocaïne (formule de Sicard), améliore les troubles urinaires.

21 *décembre*. — *2ᵉ ponction lombaire avec injection d'électro-mercurol.* Cette intervention pratiquée suivant la même technique que la première, est suivie, cinq heures après, de douleurs assez vives dans les membres inférieurs. Pas de réaction fébrile.

10 *janvier*. — La marche est encore améliorée ; le malade peut descendre dans le jardin et se promener avec deux cannes.

21 *janvier*. — Hémorragies rectales très abondantes. Ablation d'un polype villeux.

24 janvier. — Injection épidurale de cocaïne.

25 janvier. — *3e ponction lombaire avec injection de 1 cc. 1/4 d'électro-mercurol à 1 milligr. de Hg. par centimètre cube*. Les douleurs dans les membres inférieurs et la tête sont plus vives et surviennent immédiatement après la ponction. Elles durent un jour.

15 février. — Les troubles ataxiques sont en voie d'amélioration ; le malade lance encore ses jambes et traîne un peu la jambe gauche, mais il descend les escaliers et fait d'assez longues promenades dans le jardin avec une canne.

5 mars. — *4e ponction lombaire* suivie d'injection, suivant la même technique. Rares lymphocytes.

Les douleurs vives, survenues une heure après, à la région sacrée et aux membres inférieurs, sont calmées par une piqûre de morphine.

19 mars. — A repris aujourd'hui ses exercices de marche. Il se promène dans le jardin avec une seule canne. Les troubles sphinctériens sont très améliorés : il va à la selle tous les matins mais ne sent pas passer les matières ; il urine toutes les quatre heures et ne perd que quelques gouttes d'urine de temps en temps.

8 avril. — *5e injection de 2 cc. d'électro-mercurol*. Lymphocytose très discrète. Albumine 0 gr. 34 par litre. Les douleurs dans les membres inférieurs apparaissent une heure après la ponction et durent trois à quatre jours. Comme toujours, il a un peu de fièvre vespérale pendant les quarante-huit heures qui suivent l'intervention.

8 mai. — L'état général est bon. Le malade peut se promener dans le jardin pendant une quarantaine de minutes environ en s'aidant d'une canne. Il peut, durant quelques instants, marcher, tourner, descendre ou monter les marches d'escalier sans canne.

Le Romberg persiste ainsi que les autres signes cardinaux du tabes. Les troubles sphinctériens sont aussi en voie d'amélioration, et cela sous la simple action des injections d'électro-mercurol, puisque le malade n'a pas eu d'injection épidurale de cocaïne depuis bientôt quatre mois.

Les douleurs lombaires et abdominales n'ont pas reparu depuis les premières injections.

(Voir le tableau p. 105).

Observation IV

M. J..., trente-six ans, plâtrier, entre le 27 décembre 1909, dans le service de M. le professeur Carrieu, au numéro 6 de la salle Combal.

A. P. — A vingt et un ans, a eu un accident balano-préputial qui a été qualifié par un médecin de chancre mou et qui n'a pas été suivi d'accidents secondaires. Éthylisme léger.

Maladie actuelle. — Depuis plusieurs hivers, à Paris, où il habitait, il éprouvait des douleurs de reins le soir, après la fatigue de la journée.

En juillet 1909, il ressent des fourmillements dans les membres inférieurs et remarque qu'il se fatigue facilement. Aucun trouble de l'équilibre à la lumière ou à l'obscurité. Vers cette époque, il éprouve un jour un vertige et, quelques instants après, il a une attaque apoplectiforme. Il reste sans connaissance dix minutes, mais peut rentrer chez lui à pied. Le travail devient de plus en plus pénible à cause de la faiblesse progressive des membres inférieurs ; mais, le 5 octobre, il a un dérobement des jambes ; il ne peut plus marcher qu'avec des béquilles et il entre à l'hôpital Saint-Antoine où l'on fait le diagnostic de tabes. Après un traitement qui l'améliore un peu (pointes de feu, iodure, douches sulfureuses), on lui conseille de revenir dans le Midi. Il fait le voyage péniblement avec deux béquilles ; on l'aide à monter en wagon et à descendre. Il n'a jamais eu de douleurs fulgurantes ; mais, depuis deux mois, il éprouve des fourmillements dans les orteils et a la sensation de marcher sur du coton. Depuis quelques mois aussi, il ne ressent pas le besoin d'aller du corps et ne sent pas passer les matières : il va à la selle tous les matins sans en avoir besoin. Il ne sent pas le besoin d'uriner : quand la vessie est distendue, il éprouve dans le bas-ventre un malaise vague qu'il ne sait pas rapporter à sa véritable cause. Pollakiurie. Le jet s'arrête brusquement sans que la vessie soit vidée. Il mouille souvent son lit, surtout la nuit.

Il dort bien, mange bien, n'a pas maigri, n'a pas de maux de tête, ni de vertiges ; la vue est bonne, l'intelligence intacte.

Examen. — Aspect général bon. Pas de troubles trophiques. Les fléchisseurs et extenseurs de la jambe paraissent un peu affaiblis des deux côtés. Aucun trouble moteur des membres supérieurs, même les yeux fermés.

Les mouvements des membres inférieurs se font avec hésitation et maladresse, surtout les yeux fermés.

Station debout possible avec des oscillations qui s'exagèrent par l'occlusion des yeux ; la marche sans aide est impossible, même avec des béquilles. Soutenu fortement sous les aisselles, il titube, talonne, ne fauche pas.

Réflexes rotuliens et achilléens abolis ; pupilles un peu sérrées, égales, régulières.

Signe d'Argyll.

Pas de troubles de la sensibilité superficielle ; la sensibilité profonde est conservée d'une façon générale ; cependant, la pression au creux épigastrique est peu sentie.

La pression forte du tendon d'Achille est sentie avec un retard de 2 secondes environ. Hypotonie bien nette.

6 *janvier.* — *Ponction lombaire suivie d'injection de 1 cc. d'électro-mercurol à 1 milligr. 1/4 de Hg par cc.* Le liquide céphalo-rachidien est limpide, de tension normale ; le culot, assez abondant, renferme une lymphocytose avec polynucléose notable (20 p. 100). La ponction provoque seulement un peu de douleur des membres inférieurs le lendemain. Fièvre modérée les deux jours qui suivent.

25 *janvier.* — Les jambes ont été lourdes pendant plusieurs jours après la ponction. Le malade essaie de marcher avec deux béquilles et arrive à faire quelques pas.

1er *février.* — *Deuxième ponction : on injecte 2 cc. d'électromercurol à 1 milligramme de Hg.* Le liquide renferme surtout des mononucléaires et quelques polynucléaires. Cette ponction est suivie de quelques douleurs dans les membres inférieurs et de nausées. La température s'élève à 38° pour revenir à la normale en deux jours.

20 *février.* — Il marche avec des béquilles mieux qu'avant la ponction.

28 *février.* — Il a parcouru 200 mètres environ avec l'aide d'une seule canne ; les troubles sphinctériens paraissent améliorés ; il

sent passer les matières quand il va à la selle ; il perd encore ses urines dans son lit.

1er mars. — *Injection d'électro-mercurol*, 1 cc. 1/2. Lymphocytose nette ; après la ponction, douleurs dans la tête, les jambes et les reins ; quelques vomissements.

6 avril. — *Quatrième ponction lombaire. Injection de 2 cc. d'électro-mercurol.* Le culot est moindre et renferme des lymphocytes sans polynucléaires. La ponction a été immédiatement suivie de douleurs dans la tête et le rachis. Morphine. Réaction fébrile assez forte.

25 avril. — Le malade peut marcher facilement pendant une demi-heure avec une canne et sans regarder le sol ; la marche est plus assurée. Il peut même pendant quelques minutes marcher sans canne et tourner. Il a encore beaucoup de Romberg.

Les troubles sphinctériens sont moins marqués ; il éprouve beaucoup moins qu'avant le besoin d'uriner et d'aller à la selle. Il ne perd pas d'urines.

Les réflexes sont toujours abolis et l'Argyll persiste.

Le malade a remarqué que l'amélioration des symptômes moteurs ne se manifeste que quinze ou vingt jours après chaque piqûre.

21 mai. — Etat analogue. La pupille droite se contracte lentement, mais légèrement à la lumière.

Part pour Lamalou.

Juin. — Au retour, amélioration progressive. Il se promène, dit-il, toute la journée en ville et sans fatigue.

Observation V

T. N..., 36 ans, tailleur ; entre, le 23 février 1910, dans le service de M. le professeur Carrieu, salle Bayle.

A. P. — Il y a dix ans, chancre induré du gland ; quelques semaines après, chute des cheveux et quelques douleurs de gorge ; pas d'autre accident secondaire.

Le malade dit avoir reçu dans la suite une cinquantaine d'injections d'huile grise ou de calomel, quelques mois après l'apparition du chancre.

La *maladie actuelle* a débuté, il y a cinq ans, par des troubles des réservoirs : pollakiurie, incontinence des matières. Ces accidents persistent quelques semaines. Il y a deux ans, douleurs fulgurantes dans les membres inférieurs (mollet, talon, gros orteil), prédominant à droite. L'incoordination motrice apparaît à ce moment et s'accentue jusqu'à aboutir à l'impossibilité absolue de marcher. En juillet 1908, apparaît du ptosis de la paupière supérieure droite avec strabisme externe de l'œil de ce côté et diplopie. Un oculiste consulté rapporte ces troubles au tabes.

Depuis un an, le malade éprouve, la nuit, des douleurs épigastriques avec sensation de brûlure et vomissements qui se continuent parfois pendant plusieurs jours.

Depuis quelques mois, maux de tête et bourdonnements d'oreille.

Examen. Amaigri. Cependant, pas d'atrophie musculaire. Chute peu marquée de la paupière supérieure droite avec strabisme externe O D. Inégalité pupillaire O D > O G. Argyll très net.

Dans la position couchée, l'incertitude des mouvements des membres inférieurs est extrême. Les membres supérieurs présentent aussi un peu d'incoordination.

La station debout est impossible plus de quelques secondes, même les jambes écartées. Le malade ne peut marcher seul, même avec des béquilles, et tous ces troubles d'incoordination sont très accrus par l'occlusion des yeux.

Diminution très notable du sens musculaire ; réflexes tendineux abolis ; réflexe crémastérien aboli ; cutané abdominal conservé.

Hypotonie.

Sensibilité superficielle conservée.

Sensibilité profonde très diminuée. Sont abolies les douleurs à la pression du tendon d'Achille, du testicule, du creux épigastrique, des masses musculaires. La pression de la trachée, du globe oculaire, est ressentie.

25 *février.* — Injection épidurale de cocaïne (formule de Sicard) immédiatement suivie d'une ponction lombaire. On retire 15 cc. de liquide limpide, de tension modérée, dans lesquels l'examen cytologique révèle de la lymphocytose avec beaucoup de polynucléaires. *Injection de 1 cc. 1/2 d'électro-mercurol à 1 milligr. de Hg par cc.*

28 *février.* — Les douleurs dans les reins et les membres infé-

rieurs, survenues une heure après la ponction, cèdent facilement à une piqûre de morphine. T., 38° le soir.

Depuis la ponction, le malade se sent beaucoup mieux ; il n'a plus ni les douleurs de ventre ni les vomissements qu'il éprouvait toutes les nuits ; l'appétit est devenu excellent et surtout il ne ressent plus cette sensation de lourdeur des membres inférieurs et de lassitude générale qui lui étaient très pénibles.

L'injection épidurale de cocaïne semble aussi avoir agi car les mictions sont moins fréquentes.

5 mars. — Les troubles urinaires ont reparu et l'on doit faire une ponction épidurale de cocaïne qui est suivie d'amélioration.

Le malade quitte l'hôpital le 7 mars.

Il rentre le 6 avril 1910. Les troubles sphinctériens sont toujours accentués et la pollakiurie l'incommode beaucoup. Mais son état général et les troubles moteurs sont très améliorés. Il mange mieux ; les digestions sont meilleures ; il a engraissé. Il n'a presque plus souffert dans les membres inférieurs. Il ressent seulement de temps en temps quelques douleurs dans le petit doigt de la main droite.

Il a encore de l'ataxie des mouvements des membres inférieurs. Cependant il peut se tenir debout les pieds rapprochés et peut aussi, avec une seule canne, se promener un peu et monter quelques marches d'escalier.

Les troubles oculaires persistent, de même que l'abolition des réflexes et les troubles de la sensibilité.

7 avril. — On pratique une injection épidurale et une ponction lombaire avec *injection de 2 cc. d'électro-mercurol.*

Le liquide céphalo-rachidien centrifugé ne renferme pas de culot.

Deux heures après la ponction, douleurs vives dans les membres inférieurs avec quelques vomissements.

Le malade quitte l'hôpital le 13 avril.

(Voir le tableau p. 105).

Observation VI

A..., 46 ans.

A. P. — Pas de syphilis. Pas d'hérédité pathologique. Existence très active, surmenage.

Maladie actuelle. — Il y a 20 ans, troubles visuels de l'œil droit, pour lesquels on porta le diagnostic de choroïdite atrophique. La vision est progressivement devenue très précaire et les lésions sont aujourd'hui bilatérales.

Depuis 5 ans, douleurs dans les jambes, ayant d'abord présenté un caractère plus rhumatismal que fulgurant.

Il y a trois ans, en descendant un escalier, le malade s'aperçut de l'existence de troubles moteurs des membres inférieurs : dérobement avec sensation vertigineuse. A la même époque, impression de laxité gênante de la paroi abdominale, disparaissant par le port d'une ceinture.

Les troubles caractéristiques du tabes se sont dès lors rapidement accentués. Mais les phénomènes douloureux n'ont jamais été marqués. Pas de crises viscérales. Depuis un an et demi, il ne peut marcher sans l'assistance d'un aide.

Urine difficilement. Retard de la miction. A eu parfois un peu d'incontinence. Sent en général passer les urines. Constipation. Sensation imparfaite du bol fécal. Impuissance.

A suivi sans amélioration de nombreux traitements (benzoate de mercure, nitrite de sodium, iodipine, iodures, nitrate d'argent, strychnine, arsenic, phosphore, électricité, bains sulfureux). A fait récemment une cure de rééducation et en a retiré quelques légers avantages.

Examen. — 22 mai 1910. — Homme grand, amaigri, d'apparence assez robuste. Etat intellectuel intact. A besoin d'un aide et d'une canne pour se lever et marcher. Pas de fauchage, ni de steppage ; léger talonnement à droite. Maladresse extrême surtout dans le membre inférieur droit, pour lequel la sensation du sol est complètement abolie, tandis qu'elle persiste à gauche. Pour monter les escaliers, il n'élève que la jambe gauche, la droite ne jouant aucun rôle actif.

Romberg très net.

Pas d'ataxie des membres supérieurs, pas de maladresse. Le malade assis se déshabille seul.

Sur le plan du lit, l'incoordination persiste et prédomine à droite.

Les réflexes rotuliens, achilléens, plantaires, crémastériens, abdominal, sont abolis. Les réflexes antibrachiaux sont normaux.

Sensibilité superficielle : Au contact, elle est abolie à la jambe droite et au pied. A la douleur, elle persiste à la jambe, mais est abolie au pied. La sensibilité thermique est plutôt exagérée.

A gauche, sensibilité normale, accrue par la chaleur.

Sensibilité profonde abolie.

Pas de retard des perceptions.

Pas d'atrophie musculaire ; léger aplatissement de la hanche et de la cuisse droite. Pas d'hypotonie. Équinisme à droite.

23 mai 1910. — *Injection sous-arachnoïdienne de 2 cc. d'électromercurol à 1 mmgr. 1/4.* Réaction douloureuse très violente. Fièvre légère (37°4 et 37°6).

Pas de vomissements. Pas de troubles de la miction.

Contraction spasmodique des muscles du mollet, crampes. Durée : trois jours.

28 mai. — On ne note comme modification qu'un retour partiel de la sensibilité superficielle de la jambe droite.

8 juin. — L'anesthésie de la jambe droite régresse de plus en plus. L'équinisme droit est moins marqué.

Deuxième injection d'électromercurol. La ponction préalable est difficile et nécessite la présence de deux aiguilles placées simultanément. On pense que le liquide est bloqué par des adhérences récentes.

La réaction est vive, douloureuse, durant trois jours.

Constipation opiniâtre. On donne une purgation qui est mal tolérée et détermine des vomissements.

29 juin. — L'anesthésie de la jambe droite fait place à de l'hyperesthésie avec retard considérable.

Dans les membres, tendance à la contracture, avec mouvements spasmodiques, épileptoïdes lorsque la malade veut se mobiliser.

4 juillet. — *Electromercurol.* Réaction moins vive que la précédente. Mais le malade essaie encore de se purger sans prescription et a de nouveaux vomissements.

18 *juillet*. — Les jambes, plus fortes hier, sont aujourd'hui engourdies. Douleurs dans la colonne vertébrale. Quelques vomissements.

Pour les modifications du liquide céphalo-rachidien, voir le tableau.

OBSERVATION VII

D. J..., cultivateur, entre à l'hôpital Suburbain le 31 janvier 1910, salle Combal, numéro 2.

Antécédents personnels. — Chancre induré à l'âge de 23 ans. A 39 ans, sarcocèle syphilitique, coïncidant avec l'apparition de plaques muqueuses buccales et anales. A la même époque, iritis et gomme de la cuisse droite. Ethylisme ancien.

Maladie actuelle. — A présenté, il y a 4 ans, des vomissements bilieux, revenant à intervalles assez réguliers de trois à quatre mois et durant cinq et six jours. Ces vomissements ont disparu depuis un an, mais l'appétit est diminué et le malade éprouve une sensation de malaise au creux épigastrique.

Depuis trois mois, douleurs constrictives à la base du thorax, assez vives pour l'empêcher de dormir. Eprouvait déjà quelques douleurs lombaires depuis un an. Depuis un mois enfin, douleurs dans l'épaule et les bras avec diminution de la force musculaire.

Les jambes fléchissent un peu depuis sept à huit jours, mais ne sont pas douloureuses. Il marche bien, dans l'obscurité comme à la lumière.

Il est constipé, urine normalement.

A beaucoup maigri depuis quelques années.

Ses incisives supérieures sont tombées il y a trois ans, sans douleur aucune.

Examen. — Amaigrissement. Abolition des réflexes rotuliens et achilléens. Diminution du réflexe plantaire. Réflexes de l'avant-bras normaux.

Pas de troubles de la sensibilité superficielle. Les sensibilités profonde et tendineuse sont diminuées, mais conservées.

Sensibilité testiculaire normale.

Douleur à la pression du creux épigastrique et de la trachée.

Inégalité pupillaire O. G. < O. D. Mais il faut tenir compte des synéchies gauches dues à l'iritis. Vue normale à droite, très diminuée à gauche. Réaction à l'accommodation et à la lumière.

Marche à peu près normale. Pas de Romberg nettement appréciable.

Légère hypotonie.

Diagnostic. — Tabes fruste.

Traitement. — 27 *février.* — Ponction lombaire suivie de l'injection de 2 cc. d'électromercurol à 1 mmgr. 1/4 de mercure par centimètre cube.

La réaction douloureuse commence une heure après.

Douleurs lombaires très vives avec céphalée.

Pas de vomissements.

Température du soir : 38 degrés. Injection de morphine.

26 *février.* — Les douleurs, calmées par la morphine pendant la nuit, sont encore assez vives.

Température : 37°1 et 38°4.

27 *février.* —Température : 36°6 et 37°1.

Les douleurs ont presque complètement disparu.

10 *avril.* — Nouvelle injection de 2 cc. d'électro-mercurol.

La réaction a été moins vive, mais a porté surtout sur les membres inférieurs.

Le malade quitte l'hôpital à la fin du mois, très amélioré au point de vue objectif. Les douleurs constrictives sont actuellement insignifiantes. L'appétit est normal.

Les symptômes cardinaux du tabes n'ont pas augmenté. Il n'y a pas d'ataxie.

(Voir le tableau p. 105)

OBSERVATION VIII

N. A..., 50 ans, pêcheur, entre à l'hôpital Suburbain le 23 février 1910, salle Combal, numéro 30.

Antécédents personnels. — Blennorrhagie à l'âge de 25 ans. Aurait eu, à la même époque, une écorchure suspecte du pénis, traitée par un herboriste (!).

Marié depuis douze ans. Deux enfants en bonne santé. Sa femme n'a pas eu de fausse-couche.

Entérocolite il y a sept ans.

Tousse et crache depuis longtemps.

Maladie actuelle. — A présenté, il y a sept mois, une névralgie faciale gauche, avec chute de six dents.

Depuis cette époque, douleurs dans les membres inférieurs, dans l'épaule droite et à la base du thorax, où il éprouve une sensation pénible de constriction continue avec exacerbations passagères.

Ses jambes sont faibles, mortes. Il dit ne pouvoir marcher facilement. Urine normalement. Constipation.

Examen. — Abolition des réflexes rotuliens, achilléens et crémastériens. Marche mal assurée, avec talonnement et hésitation aux commandements d'arrêt et de demi-tour. Romberg très net.

Pas de troubles ataxiques des membres supérieurs.

Sensibilité superficielle troublée. Zones d'anesthésie et d'hyperesthésie au niveau des membres inférieurs avec retard des perceptions.

Sensibilité profonde amoindrie.

Hypotonie.

Pupilles inégales O. G. < O. D. Argyll.

A l'auscultation, signes de bronchite chronique.

Diagnostic. — Tabes incipiens.

Traitement. — 20 *mars.* — Injection sous-arachnoïdienne de 2 cc. d'électro-mercurol à 1 mgr. de Hg. par cc.

Réactions fébrile et douloureuse très vives. Morphine.

5 *avril.* — Les phénomènes douloureux précédemment accusés par le malade sont actuellement moins vifs et plus supportables.

La constipation est opiniâtre, nécessitant l'usage de laxatifs fréquents.

La marche s'effectue plus facilement et plus longuement sans fatigue.

16 *avril.* — On renouvelle l'injection d'électro-mercurol, qui s'accompagne encore d'une violente réaction.

Le malade sort en mai, très notablement amélioré au double point de vue sensitif et moteur.

Les réflexes sont toujours abolis.

(Voir le tableau p. 105)

OBSERVATION IX

B. H..., 43 ans, négociant.

Antécédents personnels. — Pas de maladies antérieures.

Céphalées assez violentes depuis 13 à 14 ans, sans exacerbation nocturne.

Il a une fillette de 13 ans en assez bonne santé. Sa femme n'a jamais eu de fausse-couche.

Maladie actuelle. — Il y a 12 ans, diplopie, déjà attribuée au tabes, Strabisme interne O. G., puis O. D. Pas de ptosis.

A la même époque, toux quinteuse, émétisante, sans dyspnée, ni point de côté, ayant disparu au bout de deux ans.

Eprouve depuis sept à huit ans des douleurs à type fulgurant, généralisées à tout le corps (membres supérieurs et inférieurs, cuir chevelu, oreilles, etc.). Elles sont surtout nocturnes et se reproduisent pendant plusieurs heures consécutives, s'accompagnant d'impression fébrile. Quelques douleurs constrictives en ceinture, sensation de ballonnement abdominal. Fourmillements dans les doigts de la main gauche. Depuis sept à huit ans, maladresse dans les mouvements du membre supérieur gauche. Depuis un an, hésitation bilatérale.

Disparition complète de l'odorat depuis sept ans.

Depuis la même époque, il s'engoue très facilement, a la gorge sèche et s'humecte continuellement la bouche pour éviter les crises de toux avec spasme du larynx, survenant d'abord deux à trois fois par semaine, puis une ou deux fois par mois dans la suite. A ce moment, il éprouve une sensation brusque d'asphyxie avec angoisse, agitation, pâleur de la face et parfois dérobement des jambes. Ces crises durent deux à quatre minutes et font toujours suite soit à de la sécheresse du pharynx, soit à un traumatisme léger ou une douleur fulgurante.

En avril 1909, la voix est devenue nasonnée, la parole est embarrassée. Il n'y eut pas à ce moment de troubles de déglutition plus marqués qu'à l'ordinaire.

Il arrive, en effet, que pendant les quintes de toux, les liquides refluent par le nez, mais à ce moment-là seulement. S'il se baisse après ses repas, il vomit parfois sans effort, comme si le contenu gastrique obéissait à la simple influence de la déclivité.

Urine lentement, difficilement, par jets successifs. A été cathétérisé, n'a pas eu de rétrécissement. N'est pas constipé ; ne sent passer ni ses urines, ni ses matières fécales.

Appétit normal.

Impuissance depuis six à sept ans.

Intelligence parfaite ; peut s'occuper de sa comptabilité comme autrefois.

A fait une dizaine de saisons à Lamalou.

Examen. — Bon état général.

Ptosis des deux paupières, surtout à gauche.

Strabisme interne de l'œil gauche.

Signe d'Argyll. L'accommodation à la distance est même abolie.

Le voile du palais tombe. La luette repose sur la base de la langue. Pas de paralysie faciale.

Force normale. Abolition des réflexes tendineux. Conservation des réflexes cutanés. Pas de troubles de la sensibilité superficielle. Abolition de la sensibilité profonde et testiculaire, du creux épigastrique, de la trachée, du globe oculaire.

Pas d'ataxie dans les mouvements sur le plan du lit.

Pas de Romberg. La démarche est assez facile, quoique un peu hésitante.

Diagnostic. — Tabes supérieur.

Traitement. — 18 *avril.* — Ponction lombaire. Hypertension considérable, le liquide s'écoule en jet rapide. Etat syncopal dû à l'émotion. Injection de 2 cc. d'électromercurol à 1 mgr. par cc.

Lymphocytose moyenne.

Réaction assez vive. Douleurs dans les membres inférieurs. Céphalée. La morphine détermine des vomissements.

Fièvre atteignant 38 degrés.

25 *mai-22 juin.* — Deux injections analogues. Mêmes phénomènes consécutifs. La lymphocytose est excessivement légère.

21 *juillet.* — Nous revoyons aujourd'hui le malade, qui vient subir son traitement mensuel.

Son état général est excellent.

Les douleurs fulgurantes, d'abord généralisées, sont actuellement bien limitées au bord cubital de la main gauche. Les crises
laryngées typiques ont absolument disparu. C'est à peine si le
malade a ressenti deux ou trois fois, depuis la première injectiou,
une légère angoisse ne s'accompagnant ni d'agitation, ni d'asphyxie, comme il était de règle autrefois.

Les symptômes cardinaux du tabes persistent. Cependant, nous
avons noté une tendance bien nette au retour du réflexe rotulien
du côté gauche, que nous avons obtenu deux fois au début de
l'examen, sans le retrouver dans la suite.

La sensibilité profonde est redevenue à peu près normale.

OBSERVATION X

E. D..., 46 ans.

Antécédents personnels. — Syphilis, régulièrement et longuement traitée par injections mercurielles.

Maladie actuelle. — En février 1908, à la suite d'une grippe
avec températures élevées et céphalée violente, le malade a présenté des perversions de l'odorat, avec sensation de liquide
s'écoulant dans les narines. Depuis cette époque, la température,
normale le matin, s'élève chaque soir aux environs de 37°5 et
38 degrés.

Sinusite du maxillaire supérieur opérée en juillet et août 1908.

Bronchite à répétition.

Depuis 1908, faiblesse générale et progressivement accentuée.
Les longues marches ne sont plus possibles, la fatigue survient rapidement.

En février 1910, le malade présente subitement, un quart
d'heure après le repas, une aphonie complète de quelques minutes,
s'accompagnant d'émotion vive et d'anxiété. Ce même phénomène
se reproduit assez fréquemment, parfois même plusieurs fois
dans la journée.

Les différentes fonctions sont normales. L'appétit est cependant irrégulier et capricieux.

Excitation génitale intense et habituelle, persistant encore
actuellement.

La marche est facile, même dans l'obscurité.

Quelques tremblements des mains depuis sept à huit jours, avec douleurs constrictives au niveau des phalanges, et lancinantes aux talons.

Dépression générale. Travail intellectuel difficile.

Examen 18 mars 1910. — Apparence très robuste.

La parole est embarrassée, bredouillante.

Les pupilles sont légèrement inégales, réagissant lentement à la lumière.

Les réflexes tendineux sont abolis. La sensibilité est normale. Pas de Romberg. Pas d'incoordination.

Plaques de psoriasis sur les membres inférieurs et les avant-bras.

Traitement. — 19 mars. — Injection sous-arachnoïdienne de 2 cc. d'électromercurol à 1 mgr. 1/4.

Réaction douloureuse et fébrile.

A la suite de cette période, survient une apyrexie régulière pendant une semaine environ. Puis le malade constate de nouveau une élévation de la température du soir, le maximum étant d'autant plus élevé qu'on s'éloigne davantage de la date de l'injection.

20 *avril.* — L'état général est très amélioré.

Les crises d'aphonie tendent à disparaître. Les forces ont augmenté. Le travail est maintenant possible et facile.

Deuxième injection d'électromercurol.

29 *juin.* — Les mêmes observations ont été faites pour les températures, très régulièrement prises chaque soir. La fièvre du soir est revenue après une apyrexie d'une quinzaine.

L'amélioration est persistante. Pas de crises. La parole est plus facile, l'état moral excellent.

Le réflexe rotulien gauche est toujours aboli, il est devenu normal à droite.

Troisième injection d'électro-mercurol.

OBSERVATION XI

A. H..., 50 ans.

Antécédents héréditaires. — En 1888, ulcération suspecte de la commissure labiale droite, ayant persisté pendant six semaines, saignant facilement, et non influencée par les différentes applications locales.

Roséoles et plaques muqueuses.

Traitement irrégulier par pilules et iodure pendant deux ans. Céphalées nocturnes très vives.

Maladie actuelle. — A la suite de surmenage physique et de travaux de colonisation dans des régions humides, il ressent, dès 1890, des douleurs fulgurantes dans les membres, avec constriction de la base du thorax. L'ataxie s'installe progressivement. Il fait des chutes fréquentes dans la nuit, puis à la lumière. Les jambes se dérobent sous lui.

A éprouvé une fois, au cours d'une promenade à cheval, une céphalée particulièrement violente, avec sensation de coups et d'éclairs. Il est tombé, sans perdre connaissance.

Actuellement, il ne se déplace qu'avec la plus grande difficulté. Il ne sent pas le sol.

Maladresse dans les mouvements. Difficulté pour s'alimenter et surtout pour écrire.

Les douleurs sont intolérables, presque subintrantes, localisées aux membres supérieurs. Il ne tolère pas la morphine, mais absorbe depuis six mois un gramme au moins de pyramidon par jour.

Plusieurs crises gastriques en 1909.

Il urine difficilement, a de la diarrhée habituelle ; ne sent passer ni urines, ni matières.

Impuissance depuis quatre ans. Excitation génésique au cours des années précédentes.

A fait quatre saisons à Lamalou, deux à Caciano (Italie). A reçu des injections intra-musculaires de fibrolysine. Une cure récente de rééducation n'a produit qu'une amélioration insignifiante.

Examen 6 *juillet* 1910. — Homme grand, amaigri. Légère atrophie musculaire. Hypotonie.

Peu d'incoordination dans les mouvements sur le plan du lit. Abolition des réflexes tendineux.

La sensibilité superficielle est normale. La sensibilité musculaire et tendineuse profonde est abolie. Pas de douleurs à la pression du creux épigastrique, du testicule, du cubital.

Pupilles légèrement inégales O. D. > O. G.

Signe d'Argyll.

Le Romberg est très net. Le malade ne peut se tenir seul en équilibre sur les deux pieds, les yeux ouverts ; il marche très difficilement en s'appuyant sur deux cannes.

Traitement. — 7 *juillet* 1910. — Ponction lombaire suivie de l'injection de 2 cc. d'électromercurol à 1 mgr. 1/4 par cc.

Réaction douloureuse et fébrile habituelle.

Le liquide est en hypotension. Nombreux lymphocytes.

17 *juillet*. — Les douleurs fulgurantes des membres supérieurs ont absolument disparu depuis la dernière injection, et ceci sans absorption de pyramidon. Pas de modification des troubles urinaires et rectaux.

19 *juillet*. — Quelques douleurs légères étant apparues la veille, on pratique aujourd'hui une deuxième injection d'électromercurol.

On trouve encore de 30 à 35 lymphocytes par champ. Mais la proportion d'albumine est tombée de 1,40 à 0,70.

OBSERVATION XII (1)

B. A.... 48 ans, lingère, entre à l'hôpital Suburbain le 7 juillet 1910, salle Bichat, numéro 27.

Antécédents héréditaires. — Syphilis probable remontant à une quinzaine d'années. Éthylisme.

—— ——

(1) Nous rapportons ici très brièvement cette observation, non point à cause des résultats obtenus, puisqu'il n'a été pratiqué qu'une seule injection récente ; — mais parce qu'elle doit servir de base à des travaux ultérieurs qui seront prochainement publiés par Mestrezal et par nous.

Eczéma suintant de la poitrine et des seins. Tousse et crache depuis sept ans.

Maladie actuelle. — Début il y a cinq ou six ans par des douleurs précordiales survenant par accès.

Céphalées fréquentes et surtout nocturnes.

Douleurs fulgurantes, surtout du côté gauche. Sensation de constriction du bas-ventre. Ces phénomènes sont notablement accrus au moment des règles.

Les sphincters fonctionnent normalement. Elle sent passer ses urines et ses matières fécales.

Examen. — A l'auscultation, bronchite du sommet gauche.

Le cœur est arythmique avec salves, dédoublement du premier bruit à la pointe, sans souffles.

Les réflexes rotuliens sont complètement abolis.

Les pupilles sont en myosis, ne réagissant ni à la lumière, ni à l'accommodation simple.

Signe de Romberg. La sensation du sol est encore perçue, mais la démarche est hésitante, quoique possible, sans appui. L'incoordination apparaît nettement par occlusion des paupières.

Pas de troubles de la sensibilité superficielle.

La sensibilité profonde est émoussée, mais non abolie.

Le genou gauche est globuleux, en *valgum*, douloureux à la pression. La mobilisation en est normale, avec craquements.

Relâchement des ligaments postérieurs.

Traitement. — 16 *juillet.* — Rachicentèse et injection de 2 cc. d'électro-mercurol.

10 à 12 lymphocytes par champ.

Albumine, 0,55.

Réaction douloureuse très vive, surtout aux membres inférieurs et dans le bas-ventre. Une crise précordiale pendant la nuit. Vomissements pendant la journée du lendemain.

Morphine et chloral sans action. Insomnie. Fièvre aux environs de 38 degrés.

18 *juillet.* — Ponction lombaire.

L'albumine est passée de 0,55 à 1,15.

L'examen cytologique montre la présence de polynucléaires.

Nous avons obtenu ainsi une nouvelle démonstration de l'action de l'électro-mercurol.

Nous avons pu, en outre, avec Mestrezat, constater sur cette malade la production, sous l'action de l'électromercurol, d'une perméabilité méningée très nette.

Après absorption de 2 grammes de nitrate de soude, les 16 et 18 juillet, trois heures avant chaque ponction, les quantités de nitrates retrouvées dans le liquide céphalo-rachidien étaient de 13 et 37 mgr. par litre (technique indiquée par Mestrezat et Gaujoux à la Société de Biologie, 1909).

Ce second chiffre est d'autant plus démonstratif qu'il se rapproche beaucoup de celui de la perméabilité au cours de la méningite cérébro-spinale, soit 50 à 55.

DISCUSSION

Nous arrivons ainsi au terme de notre travail. Des théories et des faits impartialement exposés, il nous reste maintenant à dégager les conclusions.

Mais la médecine ne possède point, comme les sciences subjectives et abstraites, ce caractère d'absolu et d'immuable, qui, les fixant en formes définitives, peut permettre leur accroissement, mais non leurs transformations. La médecine, au contraire, en voie d'évolution et de progrès continus, n'admet point les jugements définitifs et immanents.

Aussi, pensons-nous préférable de rompre ici avec les traditions et de remplacer ces conclusions trop classiques par un chapitre général de discussion, où, du heurt plus brusque des idées, jaillira peut-être une conception et une interprétation plus exactes de ce qui est ou de ce que nous jugeons être la vérité.

La division que nous avons adoptée en procédés de thérapeutique symptomatique ou palliative et thérapeutique curative, nous permet d'être très bref en ce qui concerne la première partie. Car, si le médecin doit soulager son malade, il doit plus encore le guérir, et, considérant les symptômes commes de simples manifestations, ne voyant en eux que des moyens et non un but, il doit remonter des effets aux causes et diriger contre elles tous les efforts et toutes les ressources de son art, subordonnant ainsi sa conduite au vieux précepte latin : *sublata causa, tollitur effectus.*

De la première partie de ce travail nous retiendrons donc les heureux effets obtenus par les différents modes d'intervention énumérés. Ponctions lombaires, injections sous-arachnoïdiennes et épidurales peuvent également et suivant les cas, trouver leur application contre les crises et les douleurs prolongées, mais ne doivent constituer que des traitements d'exception, réservés aux périodes les plus aiguës et les moins supportables de la maladie. Tous ces procédés sont d'ailleurs destinés à disparaître si, comme nous le pensons, il est possible de placer entre les mains du praticien une arme réellement défensive, capable de s'opposer avec efficacité à l'évolution même du processus anatomique étiologique. Nous retiendrons cependant plus particulièrement la méthode des injections épidurales, si judicieusement dirigée par Cathelin, contre les troubles sphinctériens et pouvant s'associer avec fruit aux injections sous-arachnoïdiennes réellement curatives.

Car, si nous n'avons envisagé dans ce travail que « les thérapeutiques rachidiennes du tabes », nous avons voulu, non point tant restreindre notre sujet que marquer le peu de crédit devant être accordé aux autres modes de traitement, en l'état actuel de nos connaissances.

Nous croyons, en effet, pouvoir formuler ici le principe suivant :

Si, comme tendent à le démontrer les travaux et les recherches effectués jusqu'à ce jour, les méninges sont, dans le tabes constitué, imperméables à toutes solutions médicamenteuses introduites par voie digestive, sous-cutanée, intra-musculaire ou intra-veineuse, le traitement mercuriel classique ne peut, ni ne doit, *a priori*, donner aucun résultat positif et favorable.

Et si l'on nous objecte les rares cas d'amélioration obtenus par ce traitement, nous ferons remarquer que les méninges, en état d'inflammation aiguë ou subaiguë peuvent devenir perméables et permettre ainsi l'action du mercure. N'est-ce point là l'hypothèse même sur laquelle est fondée la méthode de Sicard ? Or, ce processus méningé subaigu provoqué par les injections sous-arachnoïdiennes de sérum, est parfois spontanément, mais exceptionnellement réalisé chez le malade, comme nous le démontrent certaines analyses de liquide céphalo-rachidien avec polynucléose prédominante. Et c'est alors, mais à ce moment seulement, que peut « mordre » sur les tissus de sclérose le mercure introduit par les voies sus-énoncées, d'où les améliorations indiquées.

Il est possible de même, comme le pense Sézary, que dans le tabes incipiens, « dès la période secondaire, à l'éclosion de la méningite syphilitique initiale », le mercure soit encore efficace, et ceci pour les mêmes raisons que précédemment.

Le même raisonnement doit non seulement s'appliquer à toutes substances curatives ou réputées telles, introduites par les mêmes voies, mais doit s'étendre encore à la voie épidurale qui ne diffère pas des précédentes au point de vue de l'absorption et du mode d'action ultérieur. La théorie de l'ébranlement nerveux, applicable aux phénomènes inhibitoires, ne l'est plus en ce qui concerne le mercure ou la thiosinamine, par exemple.

Nous ne retiendrons donc ici que les seules médications empruntant la voie sous-arachnoïdienne : la fibrolysine, les sels mercuriels avec la variante de Sicard et l'électro-mercurol.

L'emploi de la fibrolysine est parfaitement légitime en théorie, et s'il a donné dans un cas des résultats favorables, il faut regretter qu'une expérimentation plus complète ne permette point d'établir une argumentation sur un nombre plus grand d'observations. Mais la seule injection rachidienne de ce corps ne suffit point. On sait, en effet, « qu'une sténose déjà formée ne se dilate pas, même par le traitement le plus énergique avec la fibrolysine, si l'on ne distend pas les fibres conjonctives relâchées au moyen d'actions mécaniques, que celles-ci soient fournies par l'organe même et sa fo... ion motrice ou par des moyens thérapeutiques ». C'es... ette dernière circonstance que Lhermitte et Lévy essayaient de réaliser en recommandant à leur malade la mobilisation et la marche. Ne faudrait-il point employer surtout l'hyperflexion et l'hyperextension de la colonne vertébrale, la suspension, l'élongation, etc... ?

Aux injections sous-arachnoïdiennes de sels mercuriels nous pouvons adresser le même reproche qu'à la fibrolysine. Leur usage dans le tabes a été bien restreint jusqu'à ce jour, et la thèse récente de Lévy n'en rapporte qu'un seul cas, d'ailleurs peu démonstratif. Devons-nous, dans la discussion, les placer sur le même plan que l'électromercurol ? Nous ne le pensons point. Les substances colloïdes minérales ont un rôle tout à fait spécial, presque indépendant du métal qui les constitue. Aussi consacrerons-nous à l'électromercurol un paragraphe absolument distinct.

Mais auparavant, nous dirons quelques mots de la méthode nouvelle et originale exposée et pratiquée par Sicard. Le principe de perméabilité méningée artificielle sur lequel elle repose, vient d'être vérifié pour l'électromercurol et les nitrates par Mestrézat et par nous (observation XII). Il serait intéressant d'effectuer les mêmes recherches pour le sérum et les sels mercuriels. Sicard rentre en somme par ce procédé dans le cas, plus haut indiqué, de traitement mercuriel au début du tabes, ou au cours des processus méningés subaigus spontanés.

Il nous reste maintenant à donner une impression d'ensemble sur le rôle bien particulier de l'électromercurol. Nous n'insisterons point sur les résultats obtenus. Ils ont été exposés longuement et sont suffisamment démonstratifs par eux-mêmes pour ne nécessiter aucun commentaire. Mais nous ferons remarquer combien les améliorations inespérées obtenues dans le service et la clientèle de M. le professeur Carrieu sont supérieures à toutes celles produites par les différentes médications extra ou intra-rachidiennes employées jusqu'alors. Moins appréciables, ou plutôt moins visibles dans les tabes supérieurs, frustes ou commençants, où l'aspect extérieur du malade ne décèle point encore à un examen superficiel, l'évolution lente, sourde et progressive des processus anatomiques envahissants, elles frappent, au contraire, les yeux et l'esprit de l'observateur le plus incrédule chez ces ataxiques, qui nous arrivent à l'hôpital, péniblement soutenus par des béquilles ou par des aides, ou même portés sur des civières et que nous voyons ensuite circuler librement dans les salles, dans les jardins et dans les rues, le jour comme la nuit, appuyés sur une simple canne, soutien plus encore moral que physique, comme ils le disent volontiers.

Et si l'on nous rapporte dans la suite des cas non améliorés, mais même aggravés par l'emploi de l'électromercurol, nous répondrons que ces faits, prévus dès aujourd'hui, ne constituent en rien une faillite de la méthode. Comme nous l'avons déjà dit plus haut, l'électromercurol ne saurait créer la fibre nerveuse irrémédiablement détruite et s'il s'adresse à des tabes déjà trop avancés, son action sera nulle ou minime, et la maladie continuera son évolution progressive, toujours aggravée dans l'esprit du patient par le remède qui n'a pas agi, — là ou rien ne pouvait plus agir.

Nous pensons cependant que, même dans ces cas si défavorables, il sera possible d'obtenir la sédation plus ou moins complète des phénomènes douloureux. Il semble, en effet, que ce soit là une conséquence de cette double action de l'électromercurol, sur laquelle nous avons particulièrement insisté et que nous rappellerons brièvement ici :

1° Détermination d'une « méningite thérapeutique » et rôle superficiel, rapide, — avec disparition des symptômes subjectifs douloureux ;

2° Action lente et profonde sur les tissus de sclérose, du mercure colloïdal, assimilé à une véritable diastase, — avec atténuation et régression de l'incoordination, de l'ataxie, du Romberg, de l'Argyll, du Westphal, etc...

Ce sont là des hypothèses, auxquelles Mestrézat et nous avons été naturellement conduits par l'examen comparé des observations cliniques et des analyses cytologiques et chimiques, et qui établissent ainsi une distinction absolue entre le rôle des sels mercuriels et celui de l'électromercurol.

Mais là ne se sont point bornées nos conclusions, et nous avons pensé, dès lors, qu'il y avait lieu d'établir une séparation très nette entre la pathogénie des douleurs et celle des symptômes cardinaux du tabes, les premières étant sous la dépendance de la méningite concomitante, les seconds dérivant au contraire des lésions radiculaires.

Tel est le dernier terme de ces déductions, peut-être discutables, mais raisonnées, qui, terminant logiquement l'étude d'un problème thérapeutique, viennent une fois de plus démontrer l'existence des liens si intimes unissant entre elles les différentes branches de la médecine, parties inséparables et solidaires d'un seul tout.

BIBLIOGRAPHIE

ACHARD. — L'injection intra-rachidienne de cocaïne dans le traitement de quelques affections douloureuses. — Soc. de neurologie, 7 mars 1901.

ACHARD et LAUBRY. — L'injection intra-vertébrale de cocaïne en thérapeutique médicale. - - Soc. méd. des hôpitaux, 19 juillet 1901.

ALOY. — Recherche sur la répartition et le rôle du magnésium chez les êtres vivants. — Thèse Toulouse, 1896-97, n° 187.

ANGLADA. — Le liquide céphalo-rachidien. - - Bilan actuel du diagnostic par la ponction lombaire. — Thèse Montpellier, 1908-1909, n° 55.

BERGOUIGNAN. — Crises vésicales du tabes. Injection épidurale de cocaïne par la méthode de Cathelin. -- Soc. de biologie, 20 juillet 1901.

BEUTTER. — Pathogénie du tabes. — Thèse Lyon, 1905-1906, n° 150.

BEYNOT. — L'analgésie cocaïnique par injections sous-arachnoïdiennes, en particulier chez le vieillard. -- Thèse Paris, 1900-1901, n° 589.

BIER. — Ueber Cocaïnisirung des Rückenmarcks. — Deutsche Zeitschrift für Chirurgie, 1889, 11 avril.

BOSSAN et MARCELET. — Les métaux colloïdaux. Etude sur leur action et leur effet sur le pouvoir phagocytaire. - - Gaz. des hôpitaux, 1908.

BOUSQUET et ROGER. — Etude physico-chimique et biologique des métaux colloïdaux. — Revue de Médecine, décembre 1908.

— Contribution à l'étude thérapeutique des métaux colloïdaux. Leur action sur les infections générales. — Revue de Médecine, décembre 1908.

— Contribution à l'étude thérapeutique des métaux colloïdaux. Leur action sur les infections locales et les maladies de la nutrition. — Revue de Médecine, février 1909.

BROCARD. — L'analgésie médicale par voie épidurale (méthode de Sicard). — Thèse Paris, 1900-1901.

CARRIEU. — Les injections intra-rachidiennes d'électro-mercurol dans le tabes et les méningo-myélites chroniques. — Congrès internat. médec. Budapesth, 30 août 1909.

— Du traitement du tabes par la rachicentèse et les injections sous-arachnoïdiennes d'électro-mercurol. — Leçons cliniques 1er semestre 1910. Montpellier Médical, 1910.

CARRIEU et BOUSQUET. — Le traitement du tabes par les injections sous-arachnoïdiennes d'électro-mercurol. Montpellier Médical, mai 1910 et Province Médicale, 11 juin 1910.

CATHELIN. — Une nouvelle voie d'injections rachidiennes. Méthode des injections épidurales par le procédé du canal sacré. Application à l'homme. — Soc. de Biologie, 27 avril 1901.

— Technique de la ponction du canal sacré pour aborder la voie épidurale. Ses avantages au laboratoire. — Soc. de Biologie, 4 mai 1901.

— Mode d'action de la cocaïne injectée dans l'espace épidural par le procédé du canal sacré. — Soc. de Biologie, 4 mai 1901.

— Du meilleur procédé d'abord de la voie épidurale. Indications de la méthode. — Soc. de Biologie, 8 juin 1901.

— La ponction du canal sacré et la méthode épidurale. — Presse Médicale, 15 juin 1901.

— Les injections médicamenteuses épidurales par ponction du canal sacré. — Journal des Praticiens, 24 avril 1902.

— Les injections épidurales par ponction du canal sacré et leurs applications dans les maladies des voies urinaires (Recherches anatomiques, expérimentales et cliniques). — Thèse Paris, 1901-1902, n° 381.

— Les injections épidurales. État actuel de la question, en particulier dans l'incontinence d'urine. — Presse Médicale, 26 mars 1904.

CHARPENTIER et GUILLOZ. — Mercure colloïdal. — Soc. de Biologie, 3 janvier 1908.

Chipault. — Ponction lombo-sacrée. Matériel technique. Utilité diagnostique et thérapeutique. — Gaz. des Hôpitaux, 1897.

— Technique de la ponction lombaire en Trendelenburg. — Soc. de Biologie, 1901.

— Sur la rachicocaïnisation sous-arachnoïdienne et épidurale. — Soc. de Biologie, 1er juin 1901 ; Médecine Moderne, 19 juin 1901.

Claisse et Joltrain. — Emploi du mercure colloïdal en injections intra-veineuses et intra-rachidiennes et son mode d'action. — La Clinique, 7 août 1908.

Claude et Lhermitte. — Sur le traitement de la syphilis cérébro-spinale par l'injection de mercure colloïdal électrique. — Société de Biologie, 18 janvier 1908.

Corning. — On the Prolongation of the anesthesic effects of the hydrochlorate of cocaïne when subcutaneously injected : an experimental study. — The N.-Y. Med Journ., 19 sept. 1885.

— Spinal anesthesia and local medication of the cord. — The N.-Y. Med. Journal, 31 octobre 1885.

— Prolonged local anesthesiation by incarceration. — The N.-Y. Med. Journal, 2 janv. 1886.

— Local anesthesia in general medicine and surgery. — N.-Y. 1886.

— Pain, in its neuro-pathological diagnostic medico-legal and neuro-therapeutic relations, 1894.

Crassous. — De l'analgésie médicale par injections sous-arachnoïdiennes et épidurales de chlorhydrate de cocaïne. — Thèse Montpellier, 1900-1901, n° 76.

Cristau. — Propriétés inhibitrices des sels de magnésium. — Th. Lyon, 1906-1907, n° 78.

Debove. — Influence des ponctions lombaires sur les crises gastriques. — Soc. méd. des hôpitaux, 19 avril 1901.

Déjerine et Thomas. — Maladies de la moelle épinière. — Tome XXXIV du Nouveau Traité de Médecine et de Thérapeutique de Brouardel, Gilbert et Thoinot, 1909.

Delille et Camus. — Examen cytologique du liquide céphalo-rachidien dans le tabes. — Soc. de Neurologie, 5 février 1903.

Diez. — Contribution à l'étude des injections sous-arachnoïdiennes de chlorhydrate de cocaïne. — Thèse Paris, 1899-1900, n° 338.

Donath. — Valeur diagnostique et thérapeutique de la ponction lombaire. — Wien. Klin. Woch., 1903, n° 19.

Ducros. — Traitement mercuriel au cours des myélites syphilitiques — Thèse Paris, 1902-1903, n° 300.

Dufour. — Soc. Méd. des hôp., 29 avril 1904.

Duhot. — Les injections épidurales et leur application (méthode du docteur Cathelin). — Ann. de la Polyclin. centr. de Bruxelles, décembre 1902.

— Considérations sur le traitement spécifique du tabes et sur les injections épidurales d'iodipine dans la période ataxique. — Id. janvier et février 1904.

Durand-Breffort. — La méthode des injections épidurales par voie sacrée. — Thèse Paris, 1901-1902, n° 150.

Durand. — Contribution à l'étude de l'emploi des métaux colloïdaux électriques, isotoniques, stabilisés, dans le traitement des maladies infectieuses. — Thèse Montpellier, 1907-1908, n° 26.

Ewald. — Gastric and intestinal crises. — Med. Record, 20 juin 1903.

Faisans. — A propos des injections intra-rachidiennes de cocaïne. — Soc. méd. des hôp., 17 mai 1901.

Fiessinger. — Ponction lombaire curative. — Journal des praticiens, 23 sept. 1905.

Galup et Stodel. — Mercure colloïdal. — Soc. de Biologie, 18 janv. 1908.

Grasset — Le traitement spécifique dans les maladies organiques des centres nerveux sans syphilis antérieure. — Soc. de Neurologie, 4 déc. 1902.

— Thérapeutique des maladies du système nerveux.

Guillain. — Hyperesthésie et hyperalgésie radiculaires chez un tabétique traité par injection intra-arachnoïdienne de doses minimes de cocaïne. — Soc. méd. des hôpitaux, 17 mai 1901.

Hartmann. — Thiosinamin beziehungsweise Fibrolysin und ihre therapeutische Anwendung, 1908.

Hocmé. — Traitement de l'élément douleur de la portion sous-diaphragmatique, dans quelques affections particulièrement d'origine nerveuse, par les injections intra-rachidiennes de chlorhydrate de cocaïne. — Thèse Paris, 1900-1901, n° 614.

JOLTRAIN. — Thérapeutique colloïdale en syphiligraphie et en dermatologie. Propriétés physico-chimiques des colloïdes Rôle biologique. Mode d'action thérapeutique. — **Ann. des mal. vén.**, janvier 1910.

LACOMBE. — La méthode épidurale. — Thèse de Paris, 1901-1902, n° 345.

LANNOIS et POROT. — Les thérapeutiques récentes dans les maladies nerveuses. — Actualités médicales, 1907.

LAVOIX. — La mort, suite de ponction lombaire. — Thèse Lille, 1908-1909, n° 20.

LECLERC. — Les traitements actuels du tabes. — Thèse Paris, 1898-1899, n° 105.

LEREDDE. — La nature syphilitique et la curabilité du tabes et de la paralysie générale.

LÉVY (G.). — Les injections intra-rachidiennes de sels mercuriels. Thèse Paris, juin 1910.

LHERMITTE et LÉVY (F.). — Injections sous-arachnoïdiennes de fibrolysine dans le tabes. — Soc. de Neurol., 7 nov. 1907.

MALAQUIN. — Les métaux colloïdaux. — Thèse Paris, 1907-1908, n° 83.

MARCHAND. — Traitement des douleurs du tabes par l'aspirine et la rachi-cocaïsation sous-arachnoïdienne. — Congrès de Limoges, août 1901. Revue neurol., 1901.

MARINESCO et GRADINESCO. — De l'action analgésiante des sels de magnésium en injections arachnoïdiennes. — Réunion biol. de Bucarest, 19 mars 1908. Romana medicala, n°s 4, 5, 1908. Soc. de biologie, 1909. Revue de neurologie, 1909, n° 12.

MARMOITON. — La thiosinamine. — Thèse Nancy, 1907-1908, n° 24.

MASMONTEIL. — La méthode épidurale dans les incontinences d'urine, sans lésions vésicales. — Thèse Paris, 1902-1903, n° 211.

MAYSTRE. — Les accidents de la ponction lombaire. — Thèse Montpellier, 1902-1903, n° 88.

MELTZER. — De l'inhibition. — N.-Y. Med. Journal, 1899 ; N.-Y. Med. Record, 1902.

— Inhibitory and anesthesic properties of magnesium salts. — Med. Record, 16 déc. 1905.

MELTZER et AUER. — Die hemmenden und anesthesierenden Eigenschaften des Magnesium-Salze. — Berliner Klin. Woch. 1906.

MENDEL. — La Fibrolysine Merck.

MESTREZAT (W.) et GAUJOUX (E.). — Présence de nitrates et de nitrites dans le liquide céphalo-rachidien. Perméabilité méningée aux nitrates. — C.-R. Soc. Biol., 13 mars 1909.

— Exagération de la perméabilité méningée aux nitrates. Diagnostic de la méningite tuberculeuse. — C.-R. Soc. Biol., mars-avril 1909.

MESTREZAT. — Liquide céphalo-rachidien normal. Bulletin Soc. chim. de France, 1910. S. 4, t. VII.

— Analyse du liquide céphalo-rachidien dans la méningite cérébro-spinale à méningocoques. — Rev. de Médecine, 10 mars 1910.

MESTREZAT et SAPPEY (F.). — Des injections intra-rachidiennes d'électro-mercurol dans le tabes. Modifications consécutives du liquide céphalo-rachidien. Action sur le processus méningé et les lésions profondes. — Société de Biologie, 23 juillet 1910.

— Perméabilité méningée dans le tabes (en préparation).

MILIAN. — Liquide céphalo-rachidien des tabétiques. — Soc. franç. derm. et syph., 20 avril 1903.

— Le liquide céphalo-rachidien, 1904.

— Le prurit tabétique. — Soc. méd. des hôpitaux, 11 octobre 1907.

MOSNY et PINARD. — Paralysie spasmodique syphilitique. Injections intra-rachidiennes d'électrargol. — Gaz. des hôpitaux, 19 juin 1908.

MÜLLER. — Zur Behandlung der tabes dorsalis. — Mez. Klinik., 1909, n° 21.

NAGEOTE. — Pathogénie du tabes dorsal. — Presse Médicale, 1903.

NICOLETTI. — Recherches expérim. et histopathologiques sur l'anesthésie médullaire par injection de cocaïne sous l'arach-

noïde lombaire. — Congrès intern. de médecine, Paris,
août 1900.

ORR et OWS. — Pathogénie du tabes. — Soc. path. de Manches-
ter, 14 déc. 1905 ; Presse Médicale, 1905.

PITRES. — Diagnostic de siège des excitations algésiogènes dans
les névralgies par les injections de cocaïne. — Revue de
Neurologie, 30 déc. 1900.

POPE. — The treatment of locomotor ataxy by fibrolysin. — Brit.
Med. Journal, 1907.

POROT. — La question des injections mercurielles dans le traitement de la syphilis nerveuse. — Thèse Lyon, 1904-1905.
n° 30.

RAVAUT et AUBOURG. — Le liquide céphalo-rachidien après la rachicentèse. — Soc. de Biologie, 15 juin 1901.

RAVAUT, GASTINEL et VELTER. — La rachicentèse. — Œuvre mé-
dico-chirurgical, n° 60, mai 1910.

ROMME. — La ponction lombaire chez les syphilitiques. — Presse
médicale, 11 déc. 1909.

SAINTON. — La valeur thérapeutique de la ponction lombaire
dans les syndromes d'origine nerveuse. — Journal méd.
Français, 15 février 1910.

SCHACHMANN. — Traitement des myélites syphilitiques par l'introduction de solutions mercurielles dans le canal rachidien. — Soc. méd. des Hôp., 18 oct. 1901.

SÉZARY. — Sur la pathogénie du tabes et des affections parasyphilitiques en général. — Presse médicale, 3 nov. 1909.

— Traitement pathogénique des affections nerveuses parasyphilitiques (tabes et paralysie générale). — Presse médicale, 16 avril 1910.

SICARD. — Essais d'injections microbiennes, toxiques et thérapeutiques par voie céphalo-rachidienne. — Soc. de Biologie,
30 avril 1898.

— La ponction lombaire. — Presse Médicale, 6 déc. 1899.

— Les injections sous-arachnoïdiennes et le liquide céphalo-
rachidien. Recherches expérimentales et cliniques. — Thèse
Paris, 1898-1899, n° 124.

— Les injections médicamenteuses extra-durales par voie sa-
cro-coccygienne. — Soc. de Biologie, 20 avril 1901.

— Incontinence d'urine et ponction lombaire. Injections mercurielles sous-arachnoïdiennes. — Soc. méd. des hôpit., 6 mai 1904.

— Pathogénie du tabes. — Congrès intern. de médecine de Lisbonne. — Presse médicale, 1906.

— Traitement de certains symptômes du tabes inférieur par les injections arachnoïdiennes. — Soc. de Biologie, 25 juin 1910.

SICARD et SALIN. — Réactions méningées consécutives aux injections arachnoïdiennes lombaires de sérum de cheval et de sérum artificiel. — Soc. de Biol., 19 mars 1910.

— Histologie des réactions méningées aseptiques provoquées chez l'homme. — Soc. de Biologie, 25 juin 1910.

SPILLMANN et PERRIN. — Le rôle de la syphilis dans l'étiologie du tabes dorsalis. — Prov. Méd., 6 nov. 1909.

STODEL. — Mercure colloïdal. Société de Biologie, 8 janv. 1908.

— Les colloïdes en biologie et en thérapeutique. Le mercure colloïdal électrique. — Thèse Paris, 1907-1908, n° 411.

THOMAS. — Indications thérapeutiques de la ponction lombaire. — La Clinique, 25 mai 1906.

TOUCHE. — Soc. méd. des hôpitaux, 29 mars 1901.

TUFFIER. — Soc. de Biologie, 11 novembre 1899.

— Analgésie chirurgicale par voie rachidienne, 1901.

TURREL. — Le tabes et son traitement par les injections intrarachidiennes de mercure colloïdal électrique. — Thèse Montpellier, 1909-1910, n° 51.

VILLARET et TIXIER. — Deux cas de tabes avec poussées de polynucléose dans le liquide céphalo-rachidien. Altération et disparition rapides de ces éléments cellulaires. — Soc. de Biol., 23 juillet 1906.

WIDAL, SICARD, RAVAUT...., etc. — Lymphocytose rachidienne dans le tabes. — Soc. de Neurologie, 5 mars 1903.

TABLE DES MATIÈRES

SERMENT

En présence des Maîtres de cette Ecole, de mes chers condisciples, et devant l'effigie d'Hippocrate, je promets et je jure, au nom de l'Être suprême, d'être fidèle aux lois de l'honneur et de la probité dans l'exercice de la Médecine. Je donnerai mes soins gratuits à l'indigent, et n'exigerai jamais un salaire au-dessus de mon travail. Admis dans l'intérieur des maisons, mes yeux ne verront pas ce qui s'y passe ; ma langue taira les secrets qui me seront confiés, et mon état ne servira pas à corrompre les mœurs ni à favoriser le crime. Respectueux et reconnaissant envers mes Maîtres, je rendrai à leurs enfants l'instruction que j'ai reçue de leurs pères.

Que les hommes m'accordent leur estime si je suis fidèle à mes promesses ! Que je sois couvert d'opprobre et méprisé de mes confrères si j'y manque !